Be!〈季刊ビィ〉増刊号
No.28 December 2019

アルコール・薬物・ギャンブル・ひきこもり・性的マイノリティ…

「依存症」偏見とスティグマ

——私たち、黙っているのはやめました

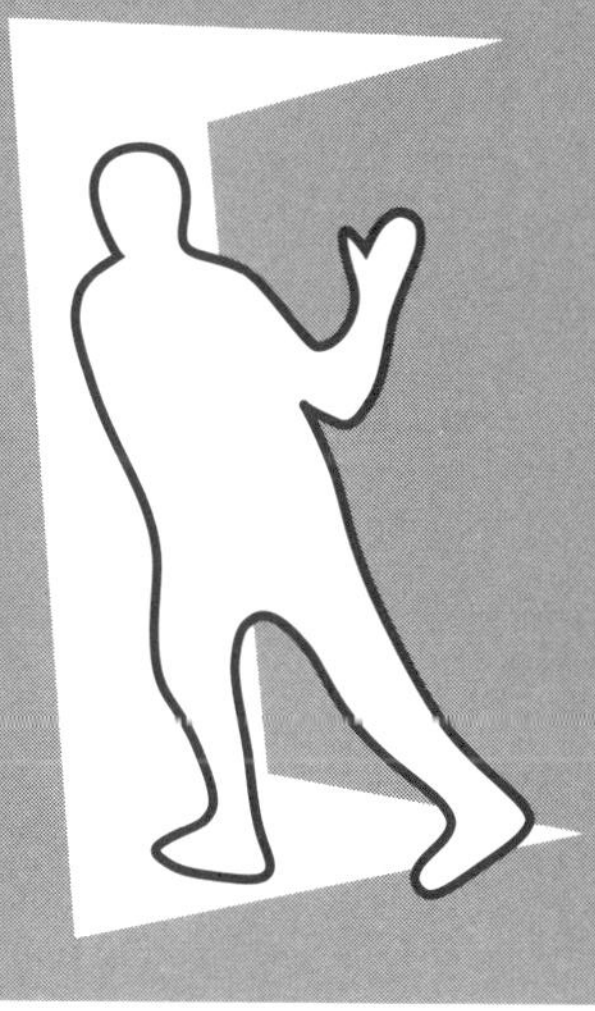

こんな言葉や視線に
さらされたことはありますか?

うそつき

自業自得

甘えてる

だらしない

人間のクズ

人間やめますか

社会のお荷物

情けない

反省が足りない

意志が弱い

女のクセに

恥ずかしい

犯罪者

キモい

親の育て方のせい

凶悪

奥さんがちゃんとしないから

働かざる者 食うべからず

みっともない

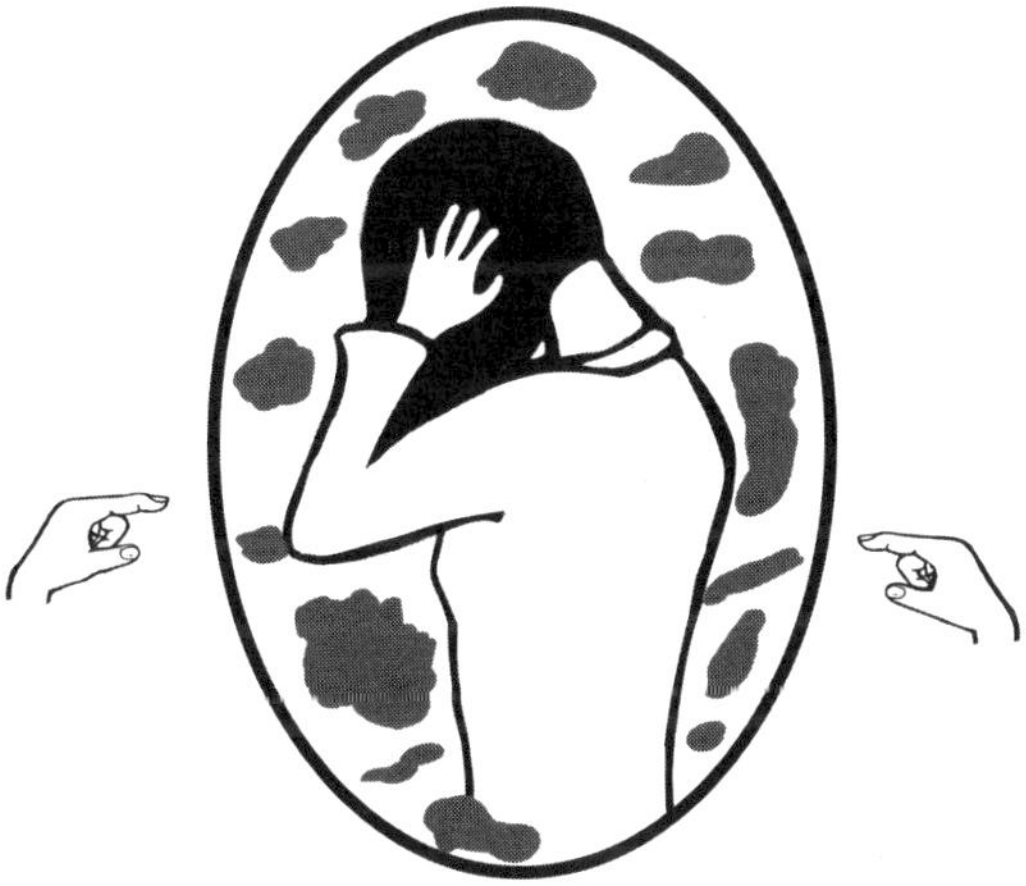

依存症などの病気を抱えていたり、
まわりが考える「ふつう」と違っていたり、
社会のルールからはみ出した人への、
偏見にもとづくレッテル貼り。
それが**スティグマ**です。
負の「烙印」を押す、という言い方もあります。

押された烙印は、自分の中に取り込まれて、
「**自己スティグマ**」になります。
つまり自分で自分に、
レッテルを貼ってしまうのです。

すると、どうなる?
つきまとう烙印から、自由になるには?
今の状況を変えていくために、何ができる?
——この本はみんなの体験にもとづく、
自分と、社会への、処方箋です。　【編集部】

もくじ

表紙デザイン　荒田 ゆり子　イラスト　寒河江 清子
編集　今成 知美／武田 裕子／塚本 堅一／近藤 京子／土居 ノブオ

1章

職場・家族・周囲の理解は？

【当事者の体験】

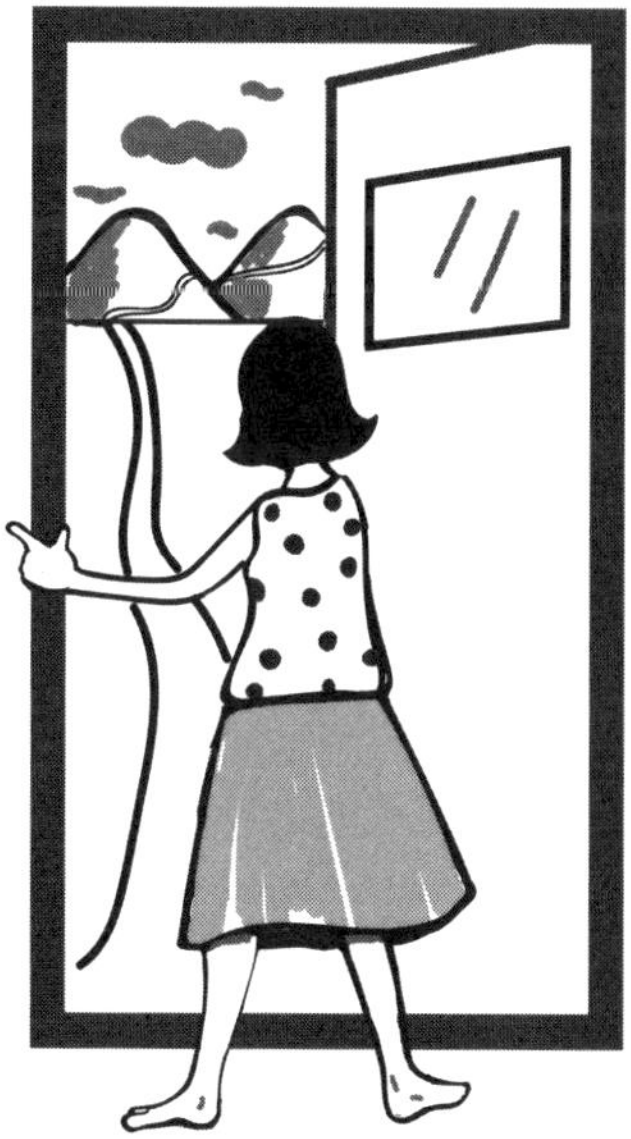

誤解や偏見がうずまく社会の中で、
居場所を失わないよう踏ん張る。
勇気をもって一歩踏み出す。
そして、ときには力を抜いてみる。
――7人の手記。

アルコール

会社に「断酒の誓約書」を書かされた

さんまちゃん

即戦力を求められたのに

　私がアルコール依存症の診断を受けたのは、今からおよそ四年前のことです。三十年以上同じ会社で営業マンとして勤めたあと、今の会社に転職してすぐの頃でした。

　振り返ってみると、転職する一年くらい前から、酒の飲み方がジワジワとおかしくなっていたように思います。心機一転、即戦力を求められて転職をしたにもかかわらず、なかなか結果が出せない。社内会議でも厳しい意見を言われ、心は疲れ切っていました。

　もともと、そこまでお酒に強い体質ではなかったのですが、それでも酒の席は楽しい場所。やがて、何かを埋めるように昼夜を問わず酒を飲むようになります。

　商談のアポイントを入れても忘れてしまう。外勤のふりをして、早い時間から酒を飲む。朝から飲むようになるまで、そう時間はかかりませんでした。

　そんな生活を見ていた妻は、アルコール依存症を疑い、専門病院を受診するよう勧めます。しかし、多くの依存症者がそうであるように、私も当然のように拒否しました。

「人間のクズ」？

　当時、私の考えていたアルコール依存症のイメージというのは、自分では酒をやめることができない、意志の弱い、だらしない、人間のクズのような人、でした。

　長年、営業部門で真面目に働き、第一線でマネジメントに携わってきた私には当てはまらないと、本気で考えていました。今思うと、自分の中にあった偏見が、専門機関につながる妨げになっていた気がします。

　常にアルコールが手放せない状態に陥ったにもかかわらず、営業の結果も求められ、焦りが生じる。

この悪循環は、どうにもなりませんでした。連続飲酒から、出社することができなくなり、とうとう妻が勧めるアルコール依存症の専門病院に、三ヵ月入院をすることになります。とはいえ、簡単に依存症だとは認めません。

病室にパソコンを持ち込んで、治療そっちのけで、仕事三昧。仕事だけでなく、飲酒活動も怠らず、こっそり飲酒をしてはガッチャン部屋に入れられる始末です。これでは、治るはずがありませんでした。

退院した際に一つ正直になったことがあります。入院先の病院から会社に報告する診断書に、隠すことなく「アルコール依存症」と書いてもらったのです。

それまで、会社は私のことを「うつ病」だと思っていました。実際、会社に依存症を知られるのを恐れるあまり「うつ病」と診断書に書いてもらうケースも多いそうです。でも、私は嘘をつくよりも、正直に伝えた方が良いと思い、キチンと申告することにしたのです。

復職する際の産業医との面談では、自分から「アルコール依存症はこういう病気です」と、依存症について書かれたたくさんの資料を使って説明をしました。どこまで理解してもらえたかわかりませんが「ゆっくり会社の復職プログラムを実行して、復職してください」と、やけにあっさり言われたのを覚えています。この人は、本当にこの病気を理解してくれているのか？　不安な気持ちが湧きました。

「意志が強いから」節酒できる

とはいえ、簡単に回復する病気ではありません。私も頭では依存症のことをわかっていましたが、どこかでまだ、依存症は「意志の弱い人間がなるものだ」という偏見がこびりついていたのでしょう。「自分は意志の強い人間だから、コントロールして節酒できる」という思いがありました。復職プログラムを経て職場に戻りましたが、三ヵ月もしないうちに再び連続飲酒になり、再入院することになります。

この再入院が私にとっての底つきでした。改めて、退院して酒をやめてからが大事なのだと痛感します。そんな中、退院後には依存症の回復プログラムを提供している専門施設に三ヵ月間通うよう勧められたのです。ただでさえ、入院で半年も仕事を離れている。仕事で結果が出せない中で、さらに三ヵ月。これは、悩みました。

しかし、この三ヵ月は結果的に依存症からの回復の近道になると説得され、通う決心をしたのです。

誓約書のプレッシャー

無事に施設での三ヵ月が修了し、いよいよ、二回目の復職に向けて会社側との面談に臨みました。そこには、人事課長と産業医がいました。その時、産業医からこんなことを言われたのです。

「あなた、また飲んだのか。サラリーマンが、飲酒の問題で一年も休むなんて、どういうことだかわかるよね。復職しても、どうせまた飲んじゃうでしょ？」

依存症について、あれだけ資料を使って説明したにもかかわらず、この医者は何を聞いていたのか。もしかしたら、わざと私を退職に追いやるように、会社と示し合わせた作戦だったのかもしれません。怒りと憤りが入り混じった複雑な感情になりました。

その後、改めて人事担当役員と面談があり、「もう二度と酒を飲まないと誓約書を書いてください」と要請されます。

実は、私自身はこの時点ですでに「酒を手放した」気持ちになっていました。それにもかかわらず、誓約書というプレッシャー。何より悔しかったのは、産業医という医療に携わる立場の人でも、この病気について理解していなかったことです。

これまでの私なら、その場で席を立ったでしょう。でも、施設のプログラムで学んだ「受け入れる」ということを実行し、書類にサインをしました。

追い出し部屋

私の依存症について知っているのは、直属の上司と、人事部長だけです。他の同僚たちも、薄々気がついていると思いますが、特に嫌な思いをしたことはありません。酒席で酒を一切飲まなくなったことについても、何も触れず、皆、大人の対応をしてくれています。

仕事は元の部署に戻れたものの、実際は「追い出し部屋」のような処遇になりました。半年ほど、毎日のようにアルコールチェッカーで検査を受けさせられたのも、屈辱的な思い出です。でも、戻る場所があるだけ良かった。主治医も、スポンサーも同じ意見でした。家族も私を見捨てずに、今も一緒にいてくれます。

回復に必要な「つながり」をなんとか保つことができたのは、私にとって幸せなことです。

依存症のことは家族と一部の知人以外、友人にも言っていません。

偏見のない社会になってほしいという願いはあるものの、まだ強く言えない自分がいます。この引け目は「迷惑をかけた分の懲役」のように思ってしまう。これこそが、自己スティグマなのかもしれません。

私が望むこと

仕事をする上で、依存症という病気を経営陣に理解してもらうのは、本当に難しい。だからこそ、産業医のような支援者は、偏見を捨てて、依存症の正しい知識を身につけてほしいです。

ミニ体験　アルコール

婚活中に「依存症です」と話したら……

P

　高校時代から摂食障害（下剤乱用や食べ吐きなど）があり、23歳のとき「抑うつ・アルコール乱用・摂食障害」で精神科に入院しました。

　28歳で飲酒が止まらなくなり、2度目の入院をして底をつき、AA（※）につながりました。


　数年前に、知り合いから教えてもらって婚活パーティに参加しました。好感を抱いた相手とカップルが成立して、デートをするようになりました。

　3度目に会った日、このままおつきあいすることになるなら、話さなければ……と思い、夕食が終わってからのドライブ中にこう切り出しました。

「私、若いときにお酒を飲みすぎて依存症になって病院に入りました。その治療の一環として、今も自助グループに行っているので、夕方に電話がつながらないこともあります」

　相手の人は「ああ、そうなんだ」と言って特に掘り下げもせず、薄い反応でした。そのまま普通にドライブが終わりましたが、次に会う約束なしに解散となり、それ以降、頻繁に来ていたLINEがパタッと途絶えました。


　今は、お付き合いしている人がいます。

「理解されようとするより、相手を理解していくように」と心がけています。

※AA→113ページ参照

ギャンブル

勇気がいった、周囲への告白

片下《かたした》 哲二

ギャンブルで家庭崩壊

私がパチンコだけを優先した生活を続けた結果、嘘や金銭問題から、夫婦関係、親子関係が壊れてしまいました。特に高校生だった次女に与えた心の傷は大きく、摂食障害に苦しみ不登校になってしまいました。

摂食障害を何とかしようと夫婦でカウンセラーに相談したところ、家庭で起こる問題のすべての原因は、私のギャンブルであり、私は依存症であると宣告されました。強い口調で言われても、この時点では、まだ否認していました。

そんな私が依存症を認めたのは、自助グループで仲間の話を聴いてからです。なぜか素直に耳に入ってきました。渡されたハンドブックには「二〇の質問」があったのですが、私は一七個も当てはまりました。

もう、抗うことはやめようという気持ちになれたのです。

話せるチャンスを待って

それまで抱いていた依存症に対するイメージは、意志が弱く、不真面目でだらしないなど、性格に問題のある人というものでした。

私は、子どもの頃から劣等感を抱え、見栄を張って自分を大きく見せようとしたり、必要とされる人間であるかのように装うことに全力を尽くしていました。

「必要とされないと生きている意味がない」「誰からも好かれたい」という考え方が染みついています。

この窮屈な考えから生まれる不全感は、パチンコで感じる高揚感で、生きる力に変えていました。

だから、パチンコやお金に関する嘘や隠しごとがばれやしないか、常にびくびくし、後ろめたさがありました。

そんな私が初めて依存症を告白した相手は、一緒にパチンコをしていた職場の仲間です。

私は看護師をしているのですが、自助グループに通い始めて半年経った頃、「俺はギャンブル依存症で、今後パチンコをしない」と宣言しました。あまり人に聞かれたくない内容だから、車の中で話しました。

もともと職場の同僚からのパチンコの誘いは多かったので、直属の上司にも、ギャンブル依存症であることを伝えました。職場で二人きりで話せるチャンスを待っての告白です。上司から特に言葉はありませんでしたが、温かい眼差しで見てくれていたので、私の覚悟は受け止めてもらえたと思います。

告白に勇気はいりましたが、これでもう隠しごとなく、こそこそ生きなくて良いのだという気持ちになりました。

告白をしたことで、直接非難や文句を言われたことはありません。むしろ、自助グループのミーティングや、県外の依存症研修会へ参加するために、シフトを調整してもらえるようになりました。不安定な時期を乗り越えることができたのは、職場の協力はもちろん、周囲の支えがあったからです。

なぜ、私が周囲の人へカミングアウトできたのか。医療の場で仕事をしていて、病気への理解が得やすかった面はあります。それでも一番の理由は自助グループで、依存症で苦しんだ経験を持ちながら新しい生き方を続ける仲間に出会ったことだと思います。

それまで、ギャンブルの問題が知られたら、さらに孤立してしまうという恐怖や不安を抱いていました。依存症とキチンと向き合う「生き方のモデル」になる仲間との出会いがなければ、今も、カミングアウトをしていないでしょう。

子どもへの謝罪はまだ

一番迷惑をかけた娘たちには、直接の謝罪や、依存症であることをカミングアウトできていません。「アンタなんて親だとは思ってない」……想像しただけでも、こうした言葉が浴びせられそうな気がして怖いのです。

私の自己中心的な考えや行動で、言い争いが絶えない家庭にしてしまった。どれほど悔やんでも悔やみきれません。自分の言葉で直接謝罪できる日がくるのか、それさえもわかりませんが、焦らずに、生き方を変える努力と、自助グループに通うことは、続けていきます。

私が望むこと

カミングアウトしてから、生き方がとても楽になりました。見栄を張ったり、格好つけたりしなくて良い。自分を許し、愛することができる。依存症で苦しむ仲間に、このことが伝わりますように。

薬物

就職面接でカミングアウト

T

日本の企業になじめない

僕は、両親の仕事の都合で幼少期を海外で過ごした、いわゆる帰国子女です。大学を卒業して就職しましたが、日本の企業にまったく馴染めませんでした。日本の生活。昼夜なく働くのが当たり前の生活。それに対して苦情を言うこともできない。

仕事のストレスから逃れるために薬を使い、やがて止まらなくなりました。仕事を辞め、家に引きこもって薬物を使う。そういった生活を何年も続けましたが、ようやく依存症の回復施設につながります。慣れない共同生活で、ストレスもたまりましたが、自分なりに真面目にプログラムに取り組みました。

その後、回復施設の修了を前に、自立した生活を目指すため、就労支援施設に通います。およそ十年ぶりの社会復帰です。不安はたくさんありました。そんな僕の希望になったのは、海外から日本にやってきた自助グループの仲間たちです。回復してバリバリ働く仲間に大勢出会いました。仕事のストレスから薬を使っていた自分にとって、再び働くのはとても怖かった。そんな中で出会った社会復帰のロールモデルは、一歩踏み出す力を与えてくれました。

思い切って質問した

一番怖いのは依存症の再発です。自助グループのミーティングに通う時間を確保できるか。この条件を、働き先を探す際の重要項目の一つにしました。英語が活かせる仕事がいいなと漠然と考えていた僕に、就労支援施設が面接先として提案してくれたのは外資系のＩＴ企業でした。

子どもの頃、日本に帰国してから学校でイジメ問題などに直面し、日本社会の生きづらさを痛感しています。日本の企業で働くことに怖れも強かったので、その点、外資系は魅力です。ただ、IT企業だと仕事に忙殺されて、ストレスから薬に手を出してしまう不安も感じました。四十代という年齢も引け目です。

面接は、アメリカ人の面接官二人によるものでした。これまでの仕事の経歴や、勤務の内容など、一通り話が進んだところで「あなたの方から、何か要望はありますか?」と聞かれました。一瞬ためらう気持ちはあったものの、思い切ってこう尋ねたのです。

「私は、薬の問題があって、自助グループに救われて、今も通い続けています。仕事は一生懸命やりますが、自助グループに通えなくなるととても困ります。そのための配慮や、勤務管理はしてもらえますか?」

事前に、勤務時間を配慮してほしいと希望は出していましたが、具体的に「自助グループに通うため」と告げるつもりはありませんでした。でも、配慮の理由を聞かれたら何て答えようか、モヤモヤした不安をずっと抱えていたのです。

海外は、リカバリーした人を受け入れる文化があります。迷いもありましたが、思い切って直接聞いてみよう。……面接官から帰ってきた言葉は、「別に問題ありません」と、あっさりしたものでした。

面接の後、「どうして、あんなこと言ってしまったのか」と、発言を後悔もしましたが、後日めでたく採用の知らせが入りました。

働きやすい環境

面接を受けたのが日本の企業であれば、おそらく薬物の自助グループのことは、伝えなかったでしょう。話したとしても、薬物への偏見が大きい日本では、採用のハードルはさらに上がったと思います。

働き始めて、間もなく一年です。実は当初、薬物依存症で何年も仕事をしていなかった自分なんかが、この会社で働いていいのだろうかと、引け目を感じて悶々とした時期がありました。

そんな悩みも、依存症を打ち明けているボスには、きちんと相談し、アドバイスを受けて解決することができたのです。

もちろん、今の会社でも、普段から自分の薬物依存症について喋ることはありません。知っているのは、今のボスと採用の人事担当者、そして一部の同僚だけです。でも、誰もが依存症なんて、お構いなしに接してくれている。この事実だけで、何より働きやすくなっているし、ありがたいことだと実感しています。

私が望むこと

みんな決して「薬物依存症の自分なんて」と思わないで。薬物依存症の人たちがどんどん活躍できる、セカンドチャンスを受け入れる社会になってほしいです。

アルコール

飲まざるを得ない苦しさを、わかってほしくて

コウ

認めてほしい！

私は承認欲求のかたまりである。認めてほしい。わかってほしい。そんな気持ちがいったん出てくると、キリがない。

アルコール依存症という病気についてもそうだ。病気であることを理解してもらっても、

「断酒すれば回復するんでしょ。つまり飲まなきゃいいんでしょ」

これでおしまいにされると、なんとも寂しい気持ちになる。

なぜ飲まざるを得なかったのか、その肝腎なところをわかってほしいのだ。社会的落伍者のような目で見ないで、飲まざるを得なかった苦しさを受けとめてほしいのだ。

父が酒飲みで早死にしたこと。AC（※）としてしんどい子ども時代だったこと。さらに発達の凸凹があり、自分にとって普通の行動が周囲からは奇異に見られたこと。大人になってからは、躁とウツの気分の波に翻弄されたこと。

そんな自分でも三十代まで必死に仕事をして、十二時まで残業し、翌朝六時には起きて会社に行くという過酷な日々を送ったこと。

寝られないので酒を飲むようになり、やがては、元気を保つため、あるいは気分を落ち着かせるため、どんどん量が増えていったこと。

……断酒を始めた当初は、そんなあれやこれやをわかってほしい気持ちでいっぱいだった。世間から「甘えている」と言われても、本当はそうじゃないんだと。

がんばりすぎて、コケる

仕事でも、認めてほしかった。

散々がんばった挙句に、アル中のレッテルを貼られてしまい、なかなか上に上がれないことへの焦りがあった。

それでも四十代のうちは、まだこ

れからだという希望があり、一発逆転をめざして人一倍仕事を抱えこんだりした。そして追い込まれて、最後はちゃぶ台返しのように、飲んでしまうのだ。

そして、自分のつらさをわかってくれない周囲に、恨めしい思いを抱くのである。

そうやって私は、何度もコケた。

「一人じゃない」

「昭和の断酒と、平成の断酒がある」と、私に話してくれた人がいる。

昭和の断酒は、命を懸けた断酒だった。コケた人の多くは、死んでいった。再飲酒は罪だった。

平成の断酒は、罪ではない。ただ「しくじりました」と言えばいい。すると仲間が「またここからがんばろう」と迎えてくれる。コケた人間を糞みそに言うのでなく、「次は、飲む前に電話しろよ」と声をかけてくれる。

過去と人は変えられない、未来と自分は変えられる。まったくその通りだ。

仲間の中にいると、全部ではないが、人間としての真ん中のところで共通する部分がたくさんあるのがわかる。

五十代になってやっとこさ「一人じゃない」と思えた。

誰かの役に立ちたい

一発逆転しようにも、さすがにもう先が見えている。

あきらめた。もう面倒だ。がんばるのはやめた。

しかしそれでも、認めてほしいのは変わらないのだ。自治会やボランティアで、何かしら役立つことがしたい。全身全霊でのめりこむと危ないから、がんばりすぎずにやって、それでも一人でも自分のことを認めてくれたらと、都合のよいことを考えるのである。

他人はいいから自分が楽しいことをしたらどうか？　新しい趣味でも見つけたらよいのではないか？

ところが私には、そういう思考が働かないのだ。あくまで、誰かの役に立ちたい。

だから発想の転換である。

「あんなにコケても、また這い上がっているやつがいる」というので、私みたいな人間が断酒会にいることで、ほかの誰かに勇気を与えるかもしれない。

「あの人がいていいなら、自分もここにいていいんだ」と思って会につながる人がいるかもしれない。

人間、居場所があることは、つくづく大切だ。自分の存在価値を感じられることも、本当に大切だ。

私が望むこと

多くは望まない。
がんばりすぎなければ、物事は大概うまくいく。逆説です。

※AC＝アダルト・チャイルド。親がアルコール依存症だったり、何らかの問題のために健康で柔軟な機能が損なわれた家庭に育った人。

ミニ体験　ギャンブル

言い訳を重ねると「正常でいられない」から

佐藤 祐二

ギャンブル依存症本人の自助グループにつながって16年になる。最初の数年は、仕事先など周囲の人に、自分がギャンブル依存症だと言えずにいた。実際、メンバーの中でも公言している人はあまりいなかった。

私は個人事業主だが、発注元の社長などと会話していてギャンブルの話題になることは多い。競馬、パチンコ、麻雀に誘われることもあり、「ちょっと用事が」などと言って切り抜けていた。ごまかすのは上手だし、言い訳ならお手のものだ。

しかし回復の12ステップ（※）を実践する中で、隠しごとをためているのがつらくなってきた。いちいち言い訳するのも面倒くさい。言い訳を重ねることで、そのあと自分が「正常でいられない」感じもしてきた。

だから、カミングアウトすることに決めた。

その手の話題を振られたときに「俺、ギャンブルやると止まらなくなっちゃう病気だから」と話すと、相手は「一体なんなんですか、それ？」ときょとんとなる。そこで依存症の説明をする。

ときには「そういう人って結局、意志が弱いんじゃないの？」と返されて、内心ムッとすることもある。もっと勉強してくれよ、と言いたくなるが、それはその人の問題であって、私の問題ではない。「そうじゃないんだよね」ぐらいのことを穏やかに言って、話を終わらせることにしている。

親戚も、私が中学の頃から賭け麻雀に引っぱりこんでいた一族だから、顔を合わせると「久々にやらないか？」などと声がかかるが、ごまかさずに「ギャンブル依存症だから、やらないよ」と言えるようになって、スッキリした。

隠しごとがなくなると、本当にとても楽だ。

※12ステップ＝ＡＡなどの自助グループで使われている回復プログラム。

※断酒会→113ページ

アルコール

怖いけど、向きあってみよう

樽口《たるぐち》 恵美

区民祭りのブースに

三十二歳のとき、アルコール依存症、パニック障害と診断されました。治療につながり、断酒一年目に息子を出産しました。

子どもを産むだけでも不安で不安で仕方なかったのに、産んでからも不安と闘う日々でした。乗り越えてこられたのは、家族と断酒会（※）の仲間の支えがあったからです。

第一の関門は、息子が三歳のとき、幼稚園入学でした。人が怖く、送り迎えをするだけでも大変な状態で、主治医には「社交不安障害」と新しい診断名をもらいましたが、「息子のためにやらなあかん」と自分を奮い立たせました。

二年目には保護者会の小さな役割を引き受けることになり、三年目にはくじ引きで専門委員会の副委員長になりました。普通の人なら難無くこなせる役なのでしょうが、私にとっては本当に大変なことでした。つらいことがあるたび、例会で話し、「がんばってるなぁ」と言ってもらえることが支えになりました。

そんな頃、区民祭りなどに断酒会が出展しているアルコール・パッチテストのブースを担当してみないかという話がありました。

それまでも何度か誘われていたのですが、私はママ友の目を気にして断わってきました。町の人たちが来るお祭りで、私が断酒会のブースにいたら、アルコール依存症だとみんなにわかってしまう。そうしたら、息子が幼稚園でいじめられてしまうのではないかと不安だったのです。

なかなか決心がつかなかったのですが、思い切って担当することを決めました。夫の「おまえな、他の人がアルコール依存症にならないために、訴えていく、それもボランティアやで。俺やったら一〇〇％自信を持って参加するで」という言葉がきっかけです。実は夫は子どもの頃に父親をアルコールが原因で亡くしていたのでした。

どうなるだろう？　とドキドキしましたが、参加しても、心配したことは何も起こりませんでした。息子がいじめられることはなかったし、「がんばって！」と応援してくれるお母さんがいたどころか、こんなこともありました。

小学四年生くらいの女の子がそろりそろり近づいてきて、「私のお父さん、お酒飲んだら怒る」とぽつんと言ったのです。

「もしあなたのお父さんが、この病気だとしたら、あなたが嫌いで怒るんじゃないよ。この病気がそうさせているんだよ」と言って、パンフレットを渡し、困ったら担任や保健の先生を通し保健センターに相談できることを伝えました。

私がお母さんくらいの年齢だったので、話しかけやすかったのかもしれません。自分がここにいてよかったと心から思いました。

親として不十分なのではないか？

息子が小学生になってから、クラスの子が息子にちょっかいを出し、過剰防衛で怪我をさせてしまったことがありました。菓子折りを持って保護者にあやまりに行き、許してもらったにもかかわらず、学校に連絡されて苦しくなり、精神的に落ち込みました。

自分に精神の病気があるから、子どもに目を向けられなくて、こうなったのではないか？　親として不十分なのではないか？……そんな疑問をスクールカウンセラーに伝え、パニック障害とアルコール依存症を抱えていることを話しました。

するとカウンセラーは、涙を流して「よくがんばってきましたね。一緒にやっていきましょう」と言ってくれたのです。毎週、じっくり話を聴いてくれたおかげで、学校に対して言えなかった自分の考えを整理でき、伝えることができました。

いろいろな人の助けを借りながら、怖くても勇気を持って社会に飛び込んでいくことで、少しずつ自分に自信がついてきました。

四年ほど前からは、依存症の施設で非常勤スタッフとして働き始め、世界が広がっていきました。

体育館の行事で病名を言う⁉

「お母ちゃんの（病気の）こと、書いていい？」

息子にそう聞かれたのは、小四も終わりになる頃でした。「二分の一成人式」という行事があり、そこで一人ひとり、親に書いた手紙を読むと言うのです。保護者も参加し、体育館で行なわれる大きな行事です。そんなところで母親がアルコール依存症であることを言ったら、どうなってしまうのだろう？　怖くて、とても「いいよ」とは言えません。「アルコール依存症の人を応援してくれる人はいるけど、『偏見』と言ってな、変なふうに思う人もいるかもしれない。だからお母さんは、あんたがアルコール依存症という言葉を使うのは怖い」と言うと、息子はわかったようなわからないような顔をしています。

数日後、担任の先生から、息子の手紙に、私が何か深刻な病気で会に通っていると書いてある旨、連絡がきました。声の調子から、プライバシーに関わることを生徒や保護者の前で読ませていいものかどうか、迷っていることが伝わってきました。

そこで思いきって、「私の病気はアルコール依存症です」と伝えました。区民祭りなどでアルコール・パッチテストのブースにも出ており、他のお母さんに聞かれたら正直に話していること、『がんばれ〜！』と言ってくれる人もいること……。

「でも先生、そうでない人もいるだろうし、公にすることでの息子への影響がすごく心配です」と相談すると、先生は「僕は手紙を止めはしません。でも、今なら書き直してもらうこともできます」と言いました。

「お母さんは自分と闘っている」

悩んだ挙句、私は息子に書き直すように伝えました。息子は否定されたと感じたのでしょう。怒ってコタツにもぐり、「先生が深いことを書くように言ったから書いた！」と泣きました。

息子にとって、私の断酒が「深い」出来事なのだと初めて知りました。それでも書き直せと言う自分自身が悔しかったです。

幼いながらに私の病気を受け入れて、それを全力で伝えようとしてくれている――。本当はうれしくて、心から喜んで「ありがとう」と言いたいのに、偏見がある病気のために、それができない。息子は自分の思いが止められたこの出来事を、一生、引きずるのではないかと悩みました。

息子が最初に書いた手紙を後で先生に見せてもらったところ、「会の人は命を大切にしますと言っています」とありました。よく例会に連れて行っていたので、輪の外で遊びながらでも大人たちの話を聞いていたのだと思います。

本番の手紙は、こんなふうに始まりました。

「お母さんは僕を必死に産んでくれました」

最後はこう結ばれています。

「お母さんは毎日自分自身と闘っています」

マイクを通し、堂々と読み上げる息子が誇らしかったです。息子に「がんばったね！」と言うと、満面の笑顔を返してくれました。

その後、先生に感謝の気持ちを手紙と一緒に伝えました。「息子が今、私の病気をどう思っているか知ることができました。息子を産めたこと、本当に嬉しく思います」と。

先生は「この手紙、ずっと持っています」と言ってくれました。私のような保護者もいて、その環境の中で育つ子どもがいることを心に留め、教師としてこの先も見ていきます、という意味で言ってくれたように感じ、うれしくなりました。

「変な目で見る人がいても……」

息子は今、私が区民祭りなどでアルコール・パッチテストのブースにいると、両手に友だちを抱えて「お母ちゃん、連れて来たで！」と応援にきてくれます。私は息子を守ることばかり考えてきましたが、実は私の方が息子に守られているのかもしれません。

息子に関連する場所へ行ったり人に会ったりすると、どうしても引け目を感じます。私が勝手に考えているだけだと思っても、保護者など学校関係の人たちに会って挨拶や笑顔がないと、「私がアルコール依存症だって知ってる？」「やっぱりアル中と思われてる？」「変な目で見られてる？」と考えてしまい、怖くなるのです。

だから、「私、アル中やけど、普通やで。この子、アル中の子どもやけど、普通なんやで」と、心の中で世間に向かって叫んでいます。外面ばかり気にするのは、私の中に「世間はアルコール依存症の私を見下している」という思いがあるからなのでしょう。

この感覚は、そう簡単になくなりません。でも、最近は人の反応をスルーできるようになってきました。主治医にも教えられ、「もし変な目で見る人がいたとしても、そう見るのは人の勝手」と考えることを覚えたのです。

仕事や断酒会でいろいろな役割と責任を担うようになって、自分に自信がついてきたことも大きいと思います。

怖いけど、やってみよう。できた！　うれしい！

その繰り返しで、私はゆっくり回復してきています。

今年は年明けに、断酒会新年例会で体験談を話しました。議員さんや行政の人も出席する大きな会で、怖かったけれど、こういう会が世間の偏見を取るチャンスなんだと思い、挑戦することにしました。

私にとって世間の壁は高く、まだまだ怖いです。それでも、社会の中で人と関わっていくことが私には役立ったし、立ち向かっていかなければ、偏見はなくならないと考えています。生きづらい道だけど、これからも当事者として「アルコール依存症は病気」と語り続けていくつもりです。

私が望むこと

アルコール依存症の人とその子どもたちが、引け目を感じずに生きていけること。

2章

【徹底解説】スティグマってなんだ!?

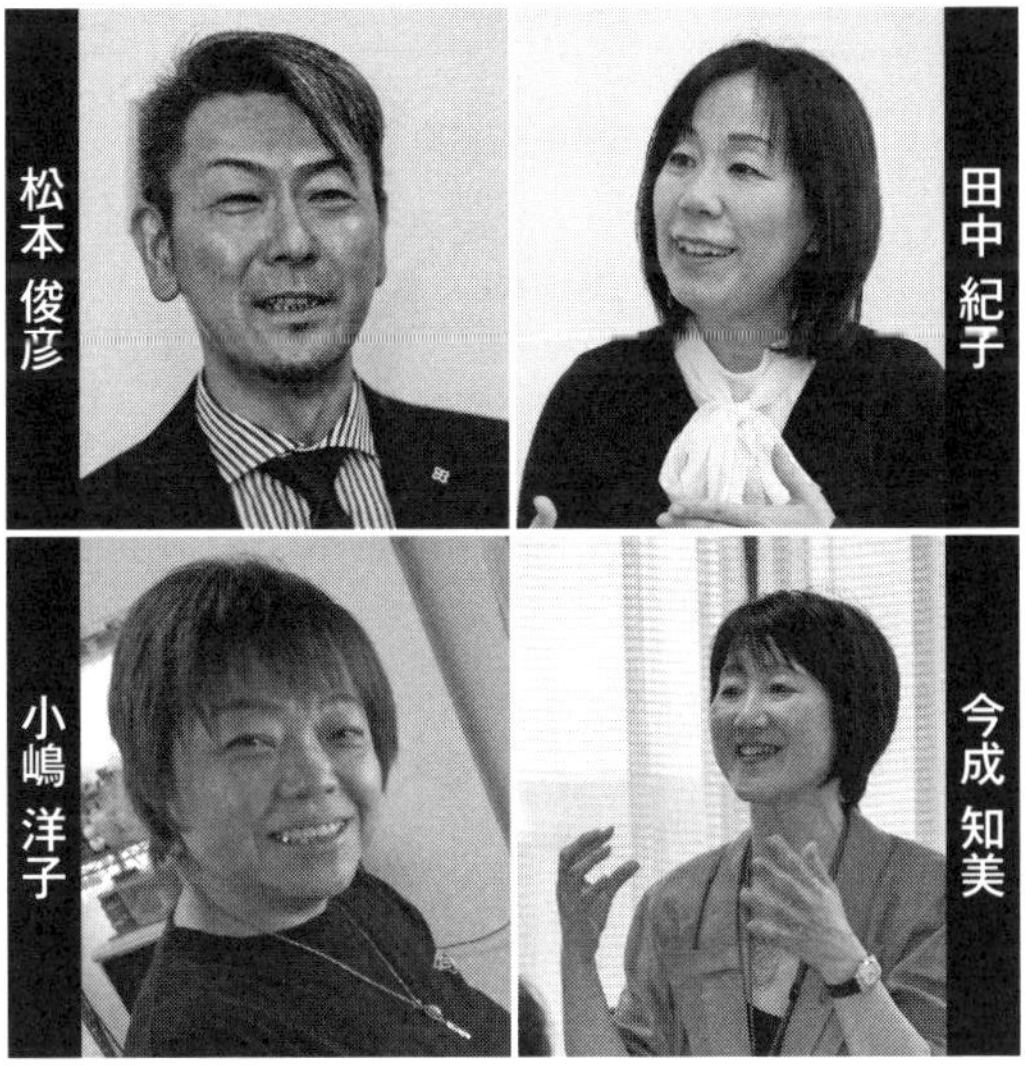

スティグマの正体は？
どうやって社会に広がっていく？
当事者や家族の「自己スティグマ」は、
何を引き起こす？
薬物、ギャンブル、アルコールの違いは？
——インタビューと解説で謎を解いていく。

メディアのバッシング、どこから始まった？どこへいく？

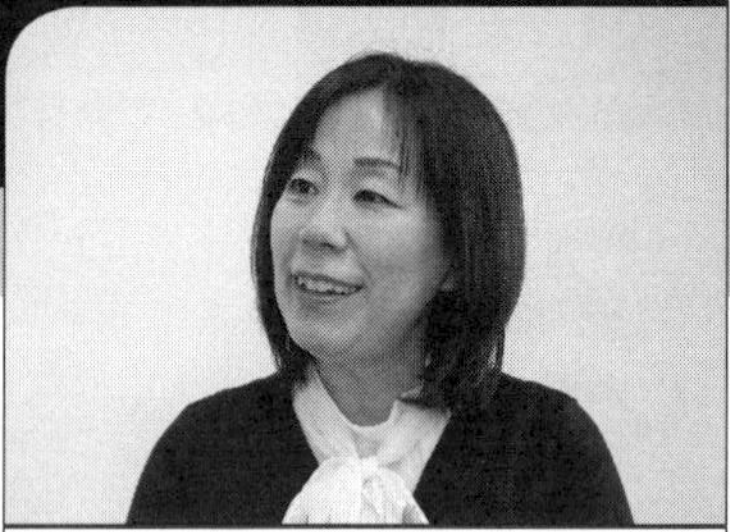

田中 紀子（たなか・のりこ）
「依存症問題の正しい報道を求めるネットワーク」事務局／「ギャンブル依存症問題を考える会」代表／国立精神・神経医療研究センター　精神保健研究所　薬物依存研究部　研究生

芸能人が、アルコール、薬物、ギャンブルで問題を起こすと、地上波のテレビ（特にワイドショー）が一斉に問題を起こした芸能人を完膚なきまでに叩きのめす……ここ数年このような図式ができあがり、メディアリンチとも呼べる状況はどんどんひどくなっています。

しかしながら、このあまりに行き過ぎた現状に異論を唱える人々が主にSNSで登場し、現在はさながら「地上波制作サイドVSネット民」の様相を呈しています。

メディアの役割とは？　そしてメディアに正しい報道を促すため、我々依存症の当事者・家族・支援者は何をすればよいのか？　これまでの報道を時代ごとに振り返りながら、改めて考えてみたいと思います。

印象的だった尾崎豊さんの場合

これまでにも多くの芸能人が、アルコールや薬物、ギャンブルの問題を起こしてきたわけですが、七〇年代、八〇年代にさかのぼってみると、現在のような人格否定的バッシングや、作品の出荷停止、自粛、上映中止、果ては過去の作品まで配信停止や編集を行なうといった大騒動に至ることなどありませんでした。

むしろ問題を起こした芸能人に対して、メディア全体で応援するような雰囲気や、芸能界の仲間意識があり、当の本人も比較的容易に復帰を果たしています。

印象的だった事例として歌手の故・尾崎豊さんの場合を取り上げてみましょう。

尾崎豊さんは、人気絶頂だった一九八七年十二月に「覚せい剤取締法違反」の容疑で逮捕されました。当時の尾崎さんといえば、社会や体制への反発を歌い十代、二十代の若者から圧倒的支持を受け「若者のカリスマ」と言われる存在でした。

尾崎さんは、それまでご自身のポリシーからテレビに出演することを拒み続けていましたが、この事件をきっかけに人生最初で最後のテレビ出演を決意され、事件からわずか半年後の一九八八年六月に当時高視聴率を誇っていた某歌番組に出演され新曲を熱唱されました。

　この時、番組のMCの方が尾崎さんに「世間をお騒がせしてしまった、尾崎豊さんなんですけれども、社会的にもね、ずいぶん制裁を受けまして、いろいろ考えてもやはり天性のものが音楽に関してあるものですから、その才能を発揮して、そしてこういう場で才能を発揮し続けることが、一番今後の方向として良いんじゃないかと。それは番組側ももちろんそうですけども、本人の意志でもある訳ですよね？」と問いかけられました。すると尾崎さんははにかんだような笑顔を浮かべ「ご迷惑をおかけしました」とだけおっしゃってステージへと立たれました。

　番組の出演者の皆さんも一様にニコニコと、むしろスーパースターである尾崎豊さんを気づかい、貴重な機会に感謝すらしているような様子で終始穏やかに進行して行きました。

　実に驚くことにこの時代は現在とは全く逆で、早期の社会復帰を後押しし応援することがメディアの役割と心得ていたのです。当然「へらへらしないでしっかり答えろ！」とか「共演なんかお断わり」「覚せい剤事犯を使うな」などと、同じ芸能界の仲間同士で罵倒する人などおりませんでした。

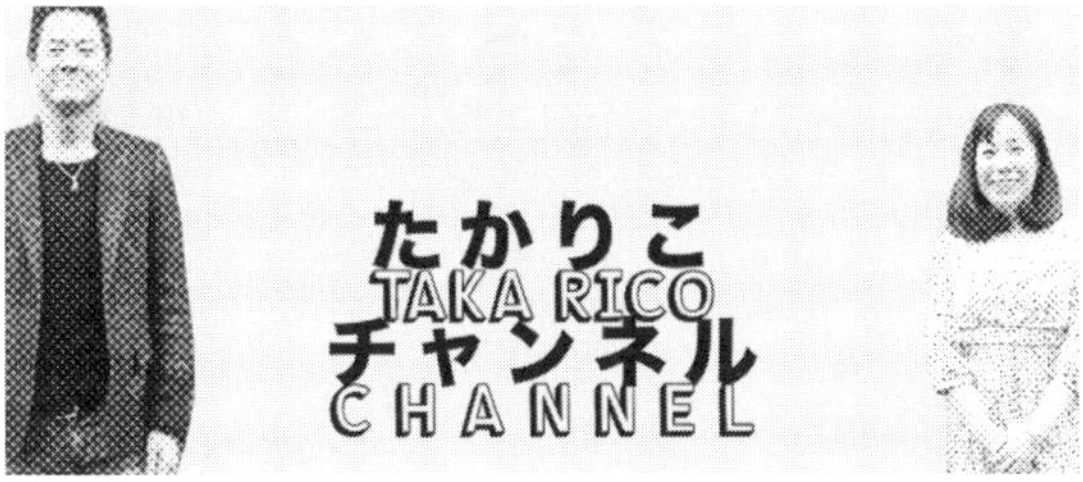

2019年5月にスタートしたYouTubeの依存症啓発番組。左が高知東生氏（たか）、右が筆者（りこ）。高知氏は2016年の逮捕で大バッシングを受けた。その後の経緯については69ページのインタビューをご参照ください。

分水嶺となった酒井法子さんの場合

　一体、いつからこのような激しいバッシングが始まったのでしょうか？

　その分水嶺は二〇〇九年の酒井法子さんの逮捕に始まったと思います。酒井法子さんは、元のご主人が逮捕された後、一時行方がわからなくなったこともあり、執拗にマスコミに追いかけられることとなりました。そして現在も、中国や台湾では大活躍ですが、日本の芸能界で復帰を果たせたとは言い難い状況にあります。

　では何故状況が一変してしまったのでしょうか？

　それはTwitterの台頭が大きな影響を与えていると思います。現在、主なSNSにはTwitter、Facebook、Line、Instagramがありますが、何と言っても瞬時の拡散力があるのはTwitterで、特に日本では根強い人気があります。Twitter Japanの発表によれば、二〇一八年十月時点でのアクティブユーザーは四五〇〇万人超とのことで「日本人のTwitter好き」は海外でも話題になるほどです。

　このTwitterのサービスが開始されたのが二〇〇六年、日本語版の利用が可能になったのが二〇〇八年五月のことでした。そして酒井さん事件が起きたのが二〇〇九年。酒井さんの事件はまたたく間にTwitterで拡散され、逃亡劇とあいまって面白おかしく書かれることとなりました。

　そのあたりからではないでしょうか？　テレビ番組はTwitterで動向を探り、Twitterの評判を気にするようになっていきました。少しでもおかしな発言や表現があると、Twitterはたちまち炎上し、それをネットニュースがとりあげるという図式が成り立つようになりました。

正義を振りかざす匿名者たち

Twitterでは匿名で言いたい放題言えることから、他者への攻撃がどんどんひどくなりました。根も葉もない噂が真実のように拡散され、言われた方は言われっぱなしで、なす術がありません。すると今度は、発信力のある著名人たちがTwitter民に迎合し、道徳的かつ無難な発信を心がけるようになっていきました。そこで格好の材料としてスケープゴートにされたのが、違法薬物の使用者です。

　同じ「依存性のある薬物」でも、タバコ、アルコール、処方薬、市販薬であれば、乱用してもバッシングを受けることはまずありません。合法であり、巨大産業もバックについています。ところが違法薬物となったとたん、使用者は袋叩きにあいます。個々の薬物の特性や、どの程度依存が進行していたかなど、すべておかまいなしで、「犯罪者」の側面ばかりが強調されてしまうのです。

「違法のものに手を出した悪い奴ら」を非難することで、自分たちの道徳的優位性を誇示してみせる……そんな道具に使われている気がします。

立ちあがる勇気をくれた「来てくれてありがとう」事件

　ひどくなる一方のバッシングに心を痛めつつも、ますます声をあげられなくなる状況に陥っていた我々「依存症業界」に、団結を促す一つの大きなできごとがありました。

　それは二〇一六年、人気俳優の高知東生さんが覚せい剤と大麻の所持で逮捕された際のやりとりでした。高知さんが麻薬取締官に「来てくれてありがとう」という言葉を発したと報じられましたが、この言葉に対し、あるタレントが「ありがとうなんて軽い言葉。ふざけるな！」とワイドショーでコメントしました。ちなみに前日の番組でも「ふてぶてしい態度」「彼の性格が出ている」「たぶん今現在も反省していない」などの発言がありました。

　ここまでの決めつけはともかく、「ありがとう」の言葉については一般の人が誤解しがちなところかもしれません。

しかしながら薬物依存の仲間たちからは「逮捕されて、ホッとした」「これでやめられると思った」というのはよく聞く話です。私たちはむしろ高知さんに対し「正直な人」「その気持ち、よくわかります」と共感を持って見ていたわけです。その意味で、依存症のことを知らない出演者たちが寄ってたかってコメントするワイドショーの問題が浮き彫りになりました。

この時、SNS上でいち早くタレントの言葉に異議を唱えたのが、松本俊彦先生と私でした。その発信をご覧になった、ある新聞記者さんから「正式に抗議文を出してはどうか？」と助言をいただきました。松本先生にご相談すると、「さらに多くの人を巻き込んで連名で出してはどうか？」ということで、ASK代表の今成知美さんにもご相談し、生まれたのが「依存症問題の正しい報道を求めるネットワーク」です。

このネットワークではアルコール、薬物、ギャンブルの当事者・家族・支援者が連携して、マスメディアが「正しい情報の架け橋」となってくれるよう声を上げていくこととなりました。活動の第一弾として、件《くだん》のワイドショーに対して要望書を提出し、番組のプロデューサーとディレクターに面会、今後の是正をお願いしました。

薬物報道ガイドラインの作成

年末に、評論家として活躍する荻上チキさんより、「薬物報道のガイドラインを作成しないか？」というご提案をいただきました。

この二〇一六年は著名人が違法薬物で逮捕されるいわば当たり年で、高知さんの他にも、元プロ野球選手の清原和博さんと元NHK「うたのお兄さん」杉田あきひろさんが覚せい剤取締法違反、元NHKアナウンサーの塚本堅一さんがラッシュという危険ドラッグの所持と製造で逮捕。いずれの場合も人格否定につながるひどい報道ばかりで、私たちは危機感を募らせておりました。そこへいただいたお申し出なので、ネットワークとしてはありがたくお受けすることにしました。

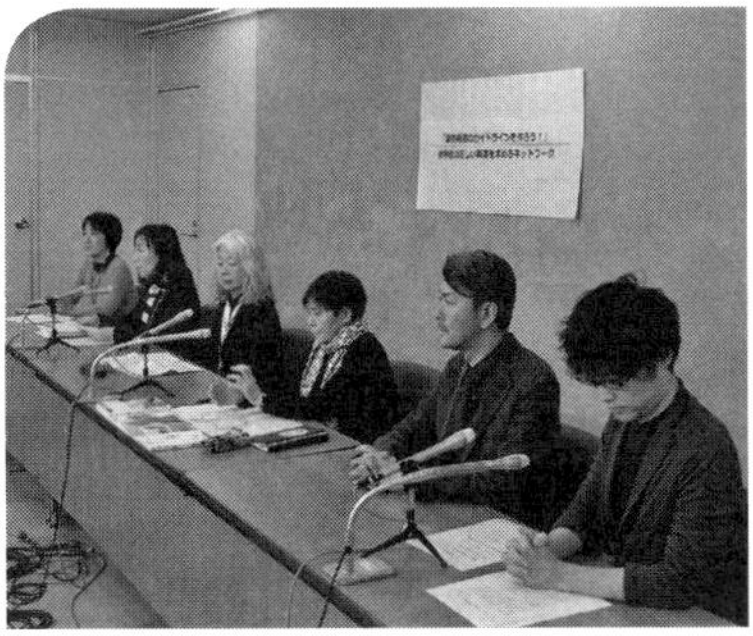

依存症問題の正しい報道を求めるネットワークは、2017年1月31日の記者発表でガイドラインを提案し、メディアに理解と協力を呼びかけた。
内容は「薬物報道ガイドライン」で検索を。

ガイドライン作成にあたっては、チキさんがMCをつとめるTBSラジオの発信型ニュース番組「Session-22」に松本先生、ダルク女性ハウス代表の上岡陽江さん、私が出演して思いを語り、リスナーの皆さんを巻き込みながら内容を固めていくという形をとりました。のちにこの番組は放送批評懇談会が主催するギャラクシー賞を受賞しています。このガイドラインに私たちが盛り込んだのは、主に次のようなことです。

●「白い粉」「注射器」などのイメージカットは再発の引き金になるため、やめてほしい
●違法薬物の使用者の人格を否定したり、雇用を奪うような報道をやめてほしい
●薬物依存症は回復できる病気であること、相談窓口があることを伝えてほしい

大騒動となったピエール瀧さんの事件

二〇一九年三月、俳優でありミュージシャンでもあるピエール瀧さんがコカイン使用による「麻薬取締法違反」容疑で逮捕されました。

NHKの大河ドラマにも出演中の人気俳優が逮捕とあって、この時は日本中が大騒ぎになりました。関連作品の放映中止や配信停止、店頭からの回収、映画の上映中止……過剰な「自粛」が行なわれたのです。メディアはこれをことさら大きく報じ、「違約金は三〇億！」など現実離れした数字を躍らせて、まるで極悪人のように扱いました。

また、番組ではコカインの映像がたびたび使われ、ごていねいにも効能や使い方まで細かく説明していました。その上、これまでの瀧さんの活躍を「ドーピング」と称するなど、まるで薬物を使用すればスーパーマンになれるかのような間違った印象を植えつけかねないものでした。

バンド「電気グルーヴ」で長年の相方である石野卓球さんに対してもワイドショーは「謝罪しろ！」「説明しろ！」の大合唱で、近親者に対しても頭を下げさせなければ気が済まない！　といったメディア・リンチがエスカレートしていきました。

メディアが作りだすスティグマ

酒井法子さんの事件以降エスカレートし続けてきた、違法薬物の使用者に対するバッシングですが、芸能人へのバッシングはそのまま、我々依存症の当事者、家族に跳ね返ってきます。

なぜなら私たちは、芸能人が起こした事件を他人事とは思えず、自分に重ね合わせて見てしまうからです。また、一般の方々もメディアが発する情報を真実と思い込みがちで、「依存症者は快楽におぼれる弱い人」「依存症者は危険人物」「依存症者は社会に迷惑をかけるダメ人間」のように信じていきます。

そして依存症者の社会復帰はますます困難になり、孤独感を募らせ、周囲の人に助けを求めることができなくなっていきます。

これまでにメディアが流した依存症者、特に薬物使用者に対するスティグマをまとめてみましょう。

・「心の弱さ」「甘え」「たるんでいる」といった精神論。
・「二度と戻ってくるな」「表舞台に立つな」など、社会における居場所を奪う。
・家族や仕事仲間に謝罪を求める。
・家族や仕事仲間に「なぜ気

づかなかったのか?」「本当に知らなかったのか?」と、周囲の人に責任があるかのように責める。

・過去から現在までの作品を一斉に排除し、存在自体が否定される。

・根拠のない高額な違約金問題が取りざたされ、社会に重大な損失を与えているかのような印象を与えられる。

・凶悪事件が起こると「これが薬物使用者なら原因が理解できる」などの発言があり、薬物使用者＝凶暴で凶悪な人間とのイメージが作られる。

・裁判などで家族や周囲の人が「今後はしっかりと管理監督します」などと言わされ、それが全国放送されるため、家族が管理監督することが当たり前だと刷り込まれる。

・「たるんでる」「裏切られた」「今度会ったらぶん殴ってやる」などという、友人タレントのコメントが、英雄のように扱われる。

ギャンブルの場合、アルコールの場合

薬物以外はどうでしょう。ギャンブル問題に対するメディアのスティグマは両極端に分かれています。

お金がある著名人、たとえば元関脇の貴闘力関や、元大王製紙社長の井川意高《もとたか》さん、バドミントンの桃田選手などの事件では、「甘やかされていた」「おごりが原因」「遊び好き」など、本人の性格が問題であるかのように報じられます。実際には、登りつめた社会的地位を考えても、甘やかされた遊び人のはずはなく、常人よりもずっとずっと努力家ゆえに、過度の重圧やストレスからギャンブルにハマってしまったと思われます。

一方、たびたび目にするのは「生活保護費でパチンコに行っている」といった報道です。これは「自分たちの税金でパチンコをするとは……」という国民感情を煽り、「ギャンブル依存症者といえば落ちぶれた人間」「社会的落伍者、社会のお荷物」という偏見を広める働きもします。実際、「ギャンブル依存症者＝生活保護受給者」というイメージを持っている人も少なくありません。

二〇一六年に行なわれた調査では、生活保護受給者二一三万人に対し、ギャンブルでお金を使い過ぎている人はのべ三一〇〇件でそれほど多い数字ではありません。にもかかわらず、自ら声をあげられない生活保護受給者に対しては、何度となくバッシングが繰り返され、スケープゴート化して「違法薬物叩き」と同じ状況にあります。

このようにギャンブル依存症に関しては、「お金持ちの遊び人」と「社会のお荷物」という両極端のイメージが先行してしまい、「普通の人が誰でもなる可能性がある病気」という肝腎のメッセージが伝わっていません。

アルコールに関しては、どうでしょうか。飲酒に甘い土壌を反映して、飲酒運転や暴力など表面の事件だけが取りざたされ、背景にある飲酒問題に目を向けない状況が続いてきました。最近「アルコール依存症」という言葉も番組に登場するようになりましたが、正確な情報はまだまだ不足しています。

これからの課題・私たちにできること

このようにメディアによって作られていくスティグマですが、我々依存症の「業界」は今まで、これを是正するための努力を怠ってきたのではないでしょうか。

依存症は理解されにくい病気ですが、理解されないからといってあきらめるのではなく、我々当事者や家族、そして支援者が、もっと社会に向けて発信するべきだと思います。ネットワーク発足以来、偏見を煽るような番組での発言などに対して、SNSやネット記事を通じてコツコツと発信努力を続けております。

時には炎上してしまうこともあり、また、いちいち要望を出したり声明を発表することは実に面倒くさく、ただでさえ沢山の仕事を抱えている身としては、スルーしたくなることも多々あります。けれどもこうして発信を続けていると、確実に味方が増えてきていることも感じます。

ピエール瀧さんの事件の際には、相方の石野卓球さんやタレントのモーリー・ロバートソンさん、映画監督の白石和彌さん、映画評論家の町山智浩さん、Youtuberのせやろがいおじさんなどから、「周囲の人間が謝罪などする必要がない」「行き過ぎた薬物問題へのバッシングや自粛を是正すべき」といったコメントがたびたび出されました。

昨年度よりネットワークが主催する、依存症問題の啓発に貢献してくれたメディアを表彰する「グッドプレス賞」には、メディアの方々もおおいに関心を示してくださり、二回とも大盛況でした。日刊スポーツさんなどは昨年「グッドプレス賞」を受賞されて以降、目を見張るほど良い依存症問題の記事を書いてくださっています。

メディアによって依存症への誤解やスティグマが拡散されていくことは、なんとしても食い止めなくてはなりません。

今、自分や仲間の名誉と人権を守るためにできることを一人一人が考え、小さなことでもいいから行動に移していく時だと思っています。

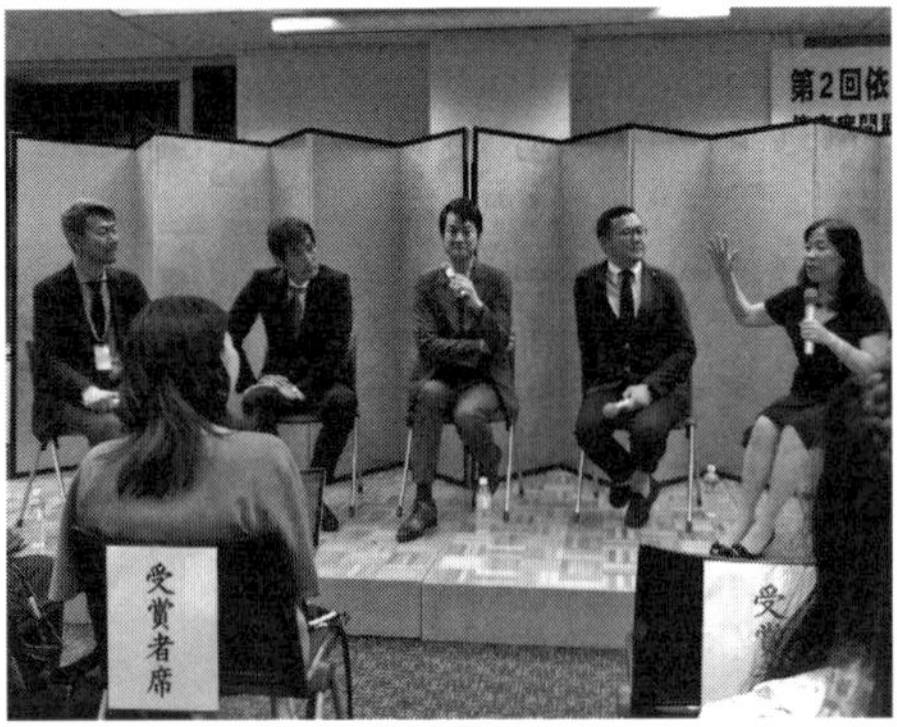

2019年9月6日、依存症問題の正しい報道を求めるネットワークが主催する「第2回グッドプレス賞」の授与式が東京・大手町で行なわれた。第2部の座談会には、2016年に薬物逮捕されマスコミからバッシングを受けた俳優の高知東生氏、元NHKうたのおにいさんの杉田あきひろ氏、元NHKアナウンサーの塚本堅一氏らも登壇。社会的制裁によりうつなどの状況に陥り、そこからどう回復したか、本音トークに会場は拍手喝采だった。

インタビュー

実際に会っていれば、「人間やめますか」なんて言わない

松本 俊彦（まつもと・としひこ）
国立研究開発法人 国立精神・神経医療研究センター 精神保健研究所 薬物依存研究部 部長／薬物依存症センター センター長

――スティグマという言葉、あまり聞いたことがない人も多いと思います。意味を簡単に説明していただけますか？

スティグマとは、「偏見」にもとづいた「レッテル貼り」です。

身内の恥をさらすようで心苦しいのですが、十年ほど前に国立精神・神経医療研究センターのデイケアでスマープ（※）を始めるにあたって、「参加者が通る通路を制限してほしい」という要請がありました。デイケアには、統合失調症の患者さんもいるし、うつ病の復職プログラムもやっている。覚せい剤などの患者が使用するエリアを分けたい、というわけなんです。

この要請に対してスマープにかかわっているスタッフが、なぜですか？　と聞いたところ「雰囲気が違うから」との答え。雰囲気ってどういう意味ですか？　とさらに詰め寄ると、さすがに先方も失言に気づいたのか、要請は取り下げになりました。つまりこれは、よくよく考えてのことではなく、思わず出てしまった

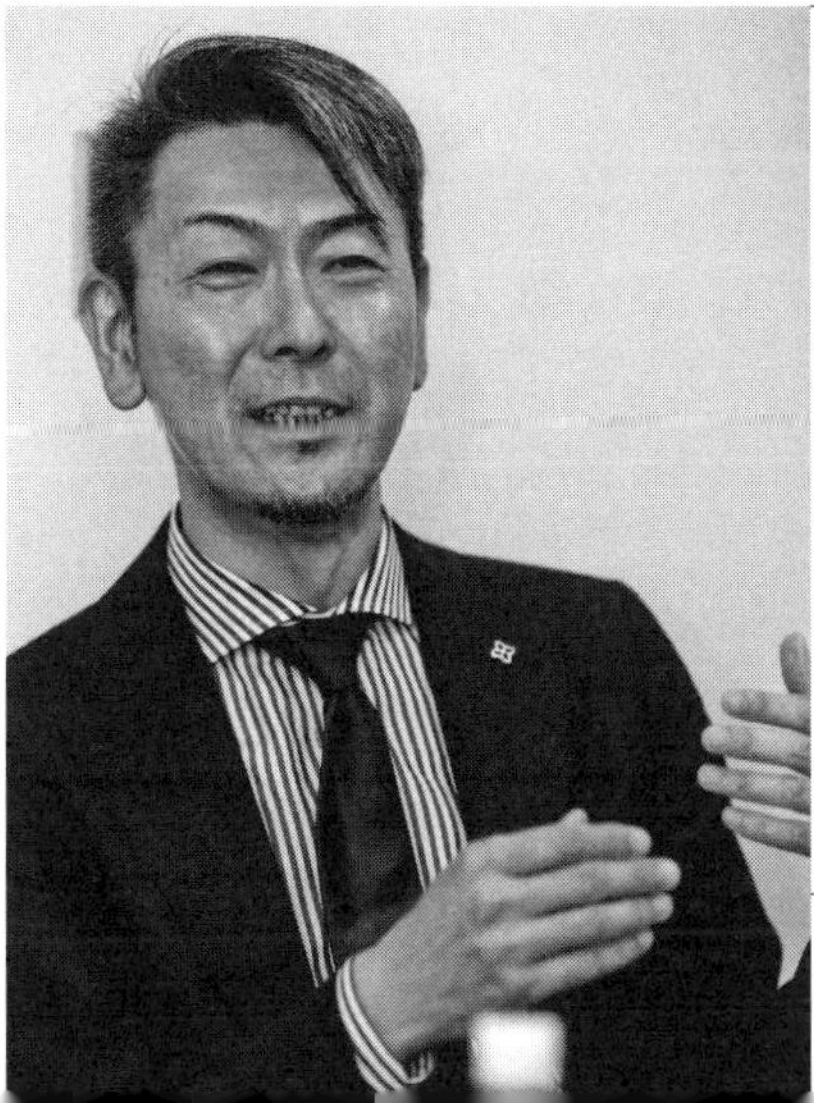

※スマープ（SMARPP）Serigaya Methamphetamine Relapse Prevention Program＝せりがや覚せい剤再発予防プログラム。筆者らが二〇〇六年、神奈川県立精神医療センター（旧せりがや病院）で開発した外来グループ療法。現在、各地の医療機関や精神保健福祉センターなどで実施されている。

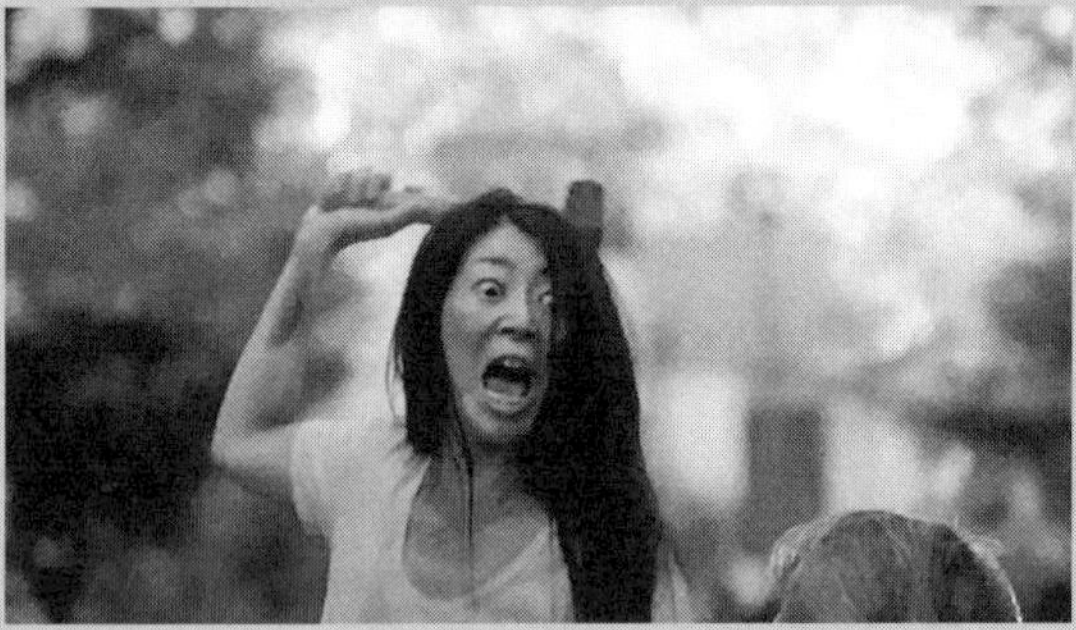

2018年11月7日放映『相棒　season17』第4話に登場。ゾンビのような不気味な歩き方で警察官を撲殺するシーンなど、薬物依存症への偏見を煽る内容が国会でも問題に。依存症問題の正しい報道を求めるネットワークなどがテレビ朝日に申し入れた。これをきっかけに局内での勉強会がスタート。

偏見、知らないうちに抱いていた嫌悪感や不安感なのです。

一人一人を見るのではなく「薬物」というレッテルで見ている。そして薬物＝「いったい何をしでかすかわからない」という偏見があるのです。

医療者も、スティグマを内面化している

――スティグマというと「社会からの烙印」のように思っていましたが、一般の人に限らず、治療・援助者にもあるんですね。

専門家といえども、スティグマから自由ではありません。高度専門医療を担うナショナルセンターでさえ、こういうことが起きるのですから。

当事者とじかに会わないことで、スティグマは増大します。未知のものは想像の中でモンスター化するものですから。

――ドラマの「シャブ山シャブ子」は、モンスター化の典型でしたね。

長年の臨床の中で、あんな人はいませんよ。危険な廃人という、植えつけられたイメージですね。

「ダメ。ゼッタイ。」のキャンペーンは、啓発と称して事実を誇張し、悪意ある歪曲がなされた情報を流しています。一度でも違法薬物を使えば「人間をやめる」ことになるのだという……。

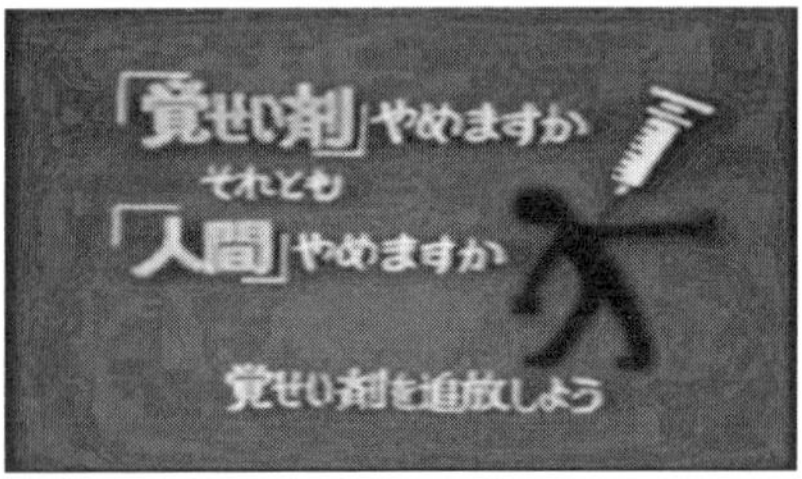

1980年代のＡＣ公共広告機構のキャンペーンのキャッチフレーズ「『覚せい剤』やめますか、それとも、『人間』やめますか」がスティグマを増殖させた。

――「覚せい剤やめますか。それとも、人間やめますか」ですね。

医学部では、依存症について勉強するのは、六年間の教育課程のせいぜい九〇分程度です。それに対して薬物乱用防止教育は中学・高校を通じて行なわれているのですから、医療者も一般の人と同じスティグマを内面化しているんです。

だから、違法薬物の使用者を診ることにジレンマを抱える医者は多い。どうして犯罪者の面倒をみなければいけないんだと……。スティグマタイズされることによって、本来は「健康問題」として扱うべき場面で、倫理・道徳問題にすり替えられたり、人として劣っているかのような排除の論理になったりする。

健康リスクと、倫理の問題とをごっちゃにして論じてはいけないんです。人は健康リスクのある行動をとる権利もあります。高血圧なのに塩辛いものが好き、というように。そして、健康リスクはしばしばストレスや貧困リスクと関連しています。その意味で支援の必要がある人です。排除すべき人ではありません。

――日本社会はアルコールに寛容な一方で、薬物に対しては厳罰主義で臨んでいます。

実際のところ、日本は先進各国に比べて、違法薬物の使用経験者が極端に少ないです。これは「村八分」が功を奏してきたのだと言えます。一度ルールをやぶったら「人間をやめる」のだから、怖いですよね。「掟」を破った人間はどんなにいたぶってもいい。助ける必要はない。……こうして、一部の人たちの犠牲のもとに「村」を守ろうとしてきた。だからみんな「つかまらない薬物」が大好きなんです。

脱法ドラッグ（のちに危険ドラッグ）が大流行し、日本は世界の中でも最高の市場だというので法規制とのいたちごっこが起きた末に、使用が死に直結するような文字通り危険なドラッグを生んでしまった。そして今は、処方薬や市販薬の乱用が拡大し続けています。

――スティグマを増殖させるのは、実際に会っていないこと、間違った情報、厳罰主義……他にも何かありますか？

ヒエラルキーも関係しますね。つまり心の中にある階層意識。あいつらよりは俺の方がマシだとか、私たちはあの人たちとは違うとか……。

断酒や断薬にしても、年数が長いほどえらくて、再発したらまた一から出直しみたいな空気があるじゃないですか。それは再飲酒・再使用に対するスティグマを生みます。

スティグマが強いと、やってしまった、俺はもうダメだ、一回も百回も同じだと破局的な使用をしてしまう。

それから生活保護のスティグマって、ありますよね。公的扶助を受けている人をバッシングする傾向は、裕福な層よりむしろ、生活に困窮しながらギリギリ踏みとどまっている人に多いと思います。そこまで落ちたくない、みたいな。

しかし本来、生活保護は「そこまで落ちてしまった」ではなくて、問題を抱え

スティグマを増殖させるもの

- ●間違った情報提供
- ●実際に出会っていない
- ●正しい知識を学ぶ機会がない
- ●厳罰主義や見せしめ
- ●階層意識

た人が生活をやり直すきっかけとして使える支援ツールだと思うんですよ。それを使う権利は誰にでもある。

依存症の子どもがいる親に対して世帯分離をすすめるケースがあるのも、このツールを戦略的に使っているわけです。親が経済的に支配することで問題をこじらせてきたのだから、そこを変えて自立させるとともに自分に責任を持たせる。

ただし自立の意味は人それぞれでいいんです。全員が同じように仕事ができるわけじゃない。重複障害の深刻な人たちもいます。抱えている障害に見合った、その人なりの自立があります。大切なのはその人の満足です。その人のやり方で社会とつながっていればいいんですよ。

自己スティグマは、孤立を招く

――『Be!』では以前、「恥（シェイム）」の特集（※）をしました。スティグマが内面化されて、自分に対してレッテル貼りをすること＝「シェイム」と思っていいですか？

ああ、そうですね。こんな自分はみっともない。とんでもなくダメでやましい人間なんだ……みたいな感じですね。

これを「自己スティグマ」とも言います。自分のなかにとりこんだスティグマです。

――こうした自己スティグマは、何を引き起こしますか？

自分を責めたり、逆に俺は違うと否認する。問題や弱点を隠す。家族の問題を隠す（一家の恥）。特に親の場合、子どもの問題について過度に責任をとろうとする。助けを求めない……。

これすべて、依存症の分野で言うなら「治療や支援につながらない」ということになります。

そして孤立する。孤立すれば、自己治療の必要性が高まります。他人に頼るのではなく自分一人でできる対処法を探すわけです。心の痛みをまぎらすため、リストカットや薬物に依存するなどです。

――悪循環ですね。

援助者のネガティブな態度は、当事者の自己スティグマに結びつきます。

アルコール依存症の人の否認にしてもスティグマという観点から理解すること

※『Be!』本誌128号。アスク セレクション2『恥（シェイム）…生きづらさの根っこにあるもの』として単行本化。

ができます。すでに「アルコールをコントロールできない」ことで自信を失っていたところに、援助者から「依存症」という否定的なニュアンスを帯びたレッテルを貼られるわけです。意外にも否認が解けるのは、援助者の肯定的で楽天的な態度、自助グループで仲間と出会い、孤独が解消され、希望が見えてきてからです。つまり、「依存症」という病名が脱スティグマ化されたときです。

不思議なことに薬物の患者さんも、グループの中で話す体験を重ねるうちに、当初は否定していた、薬物によって生じた相当にひどい失敗談を語り始めることがよくあります。

みんなが受け入れてくれたことで、脱スティグマ化され、だんだん自分に向き合えるようになるんです。

自己スティグマが引き起こすこと

- 自分を責めたり恥ずかしく思う
- 自分の問題や弱さを隠す
- 自分は違うと否認する
- 家族の問題を隠す（一家の恥）
- 家族内で解決しようとする
- 助けを求めない
- 治療や支援につながらない
- 孤立する
- 自己治療の必要性が高まる（自傷・薬物使用など）

スティグマは、二次障害を悪化させている可能性があると思います。

戦後、覚せい剤がまだ規制されていなかった時代、覚せい剤による精神症状で最も多かったのは躁状態でした。しかし規制されて以降、幻覚・妄想が最も多い症状へと変化しました。特に、警察が追いかけてくる、監視されている、盗聴されているといった症状です。

違法化されたことによる罪悪感、それから周囲に隠れて、それこそ嘘をつきながら孤独な薬物使用を続けることが症状に影響を与えるのです。

会っていれば「人間やめますか」なんて言わない

——自己スティグマに対抗するには、「孤独じゃなくなる」「受け入れてもらえる」ことがカギなんですね。では、社会の中のスティグマを減らすには？　正しい知識ですか？

正しい知識は欠かせない。

でも一番大切なのは、実際にその人に「会うこと」だと思います。「ダメ。ゼッタイ。」キャンペーンが悪意ある歪曲であることを知ってもらうには、言葉は悪いけど実物を見ればいいわけですよ。

だから薬物依存症の人を刑務所や病院に閉じこめたり、遠い山奥の施設だけにいるというのではなく、ぜひ街の中で普通に暮らせる社会になってほしい。実際に会って、日頃からコミュニケーションをしていたら、「人間やめますか」なんて

※松本俊彦氏と信田さよ子氏の「ハームリダクション」をめぐる深掘り対談を『Be!』137号に掲載。

二〇一九年の「ダメ。ゼッタイ。」普及運動のポスター。薬物乱用の行き先は破滅と強調。

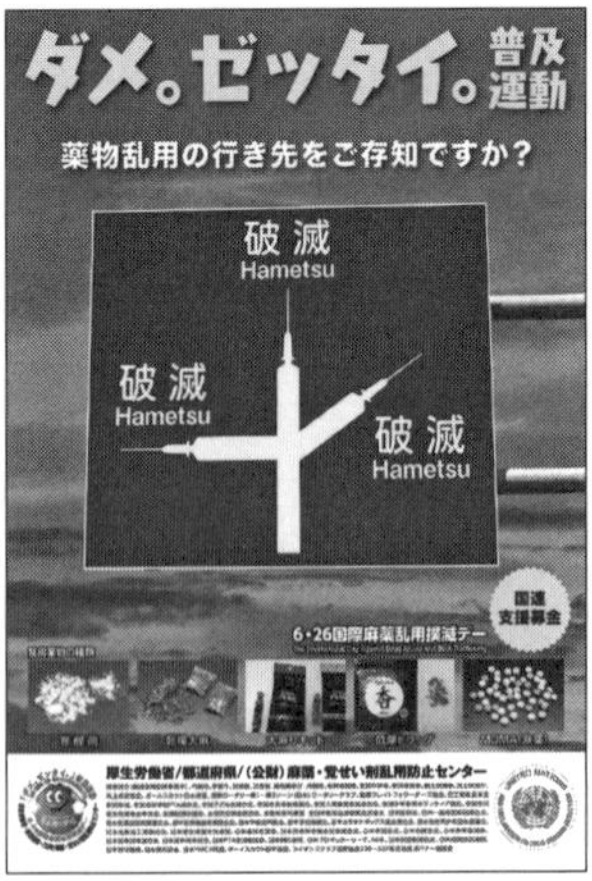

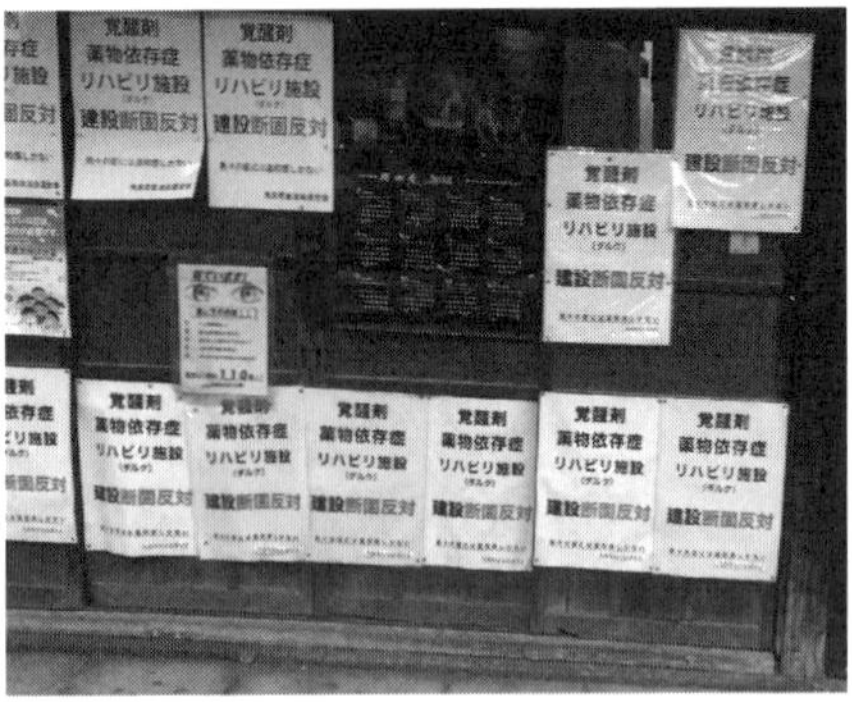

写真は、京都ダルクの施設移転計画に対する近隣住民の排斥運動。各地で起きている。

言わないはずです。

　しかし現実はそうではない。ダルクの排斥運動が起きたりして、依然として社会的スティグマは強い状況です。

　エイズやＨＩＶに対するスティグマも大きいですよね。薬物の外来には、ＨＩＶ感染している人がたくさん来ます。みなさん元気ですよ。治療法が格段に進歩していますから。でも彼らと実際に会っていなかったら、私もそのことは実感できなかったでしょう。

　私はここ数年、「ＡＩＤＳ文化フォーラム」に呼んでもらっています。そこには支援者はもちろん、ＨＩＶ陽性・セクシャルマイノリティ・薬物などの当事者が大勢集まってきます。なかには、今も薬物を使っていて、必ずしもやめる気のない「当事者」もいて、一緒にわいわいやっているわけです。彼らが私に声をかけてくれるのですが、言っていることは確かにもっともな面があり、その人なりの一生懸命さを感じます。援助者は、こうした「真の当事者」から学ぶべきことも少なくないと思います。薬物が止まっていないから相手にすべきでない、などとは思いません。これも会っているからこそ実感できることです。

――「シャブ山シャブ子」や、今年の「ダメ。ゼッタイ。」ポスター（上）への申し入れで、アルコール・薬物・ギャンブルの分野が初めて手を組んだのは画期的でした。

本当ですね。

ただしそれは、ギャンブル依存症問題を考える会やＡＳＫといった団体が動いてネットワークができたからで、医療は動いていません。依存症分野の「元祖」であるアルコール医療の方たちは、こういう動きをどう思っているか。歓迎しているのか、関心がないのか、覚せい剤なんかと一緒にするなと思っているのか？　一緒に活動をやれたらいいのですが……。

　ともあれ、世の中を変え、スティグマと戦う意欲のある方々には、薬物の臨床に取り組んでもらいたいですね。

自業自得？ 性格の問題？ いえ、違います！

——基本法がめざす世界

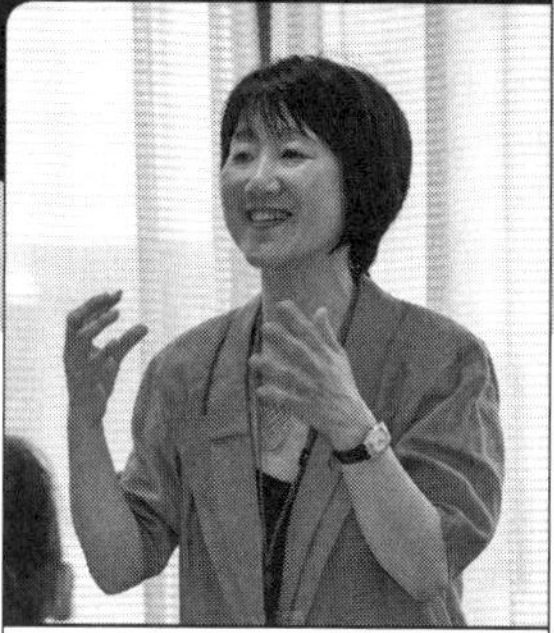

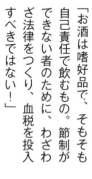

今成 知美
（いまなり・ともみ）
特定非営利活動法人ASK代表
アル法ネット事務局長
アルコール健康障害対策関係者会議委員（1～3期）

〝典型的な〟誤解と偏見

「お酒は嗜好品で、そもそも自己責任で飲むもの。節制ができない者のために、わざわざ法律をつくり、血税を投入すべきではない！」

アルコール健康障害対策基本法を制定しようとロビー活動していたとき、議員からよく聞いた反論だ。この発言には、日本社会にある典型的な誤解と偏見が含まれている。

●お酒は**嗜好品**である。
●「**自己責任**」で飲むのだから、飲みすぎて病気になったり、問題を起こしたとしても「**自業自得**」だ。
●節制ができないのは、「**意志が弱い**」という個人の**性格の問題**なのだから、公的に対策を立てる必要はない。

経済優先のスタンスをとる議員ほど、「自己責任」を強く主張する。

アルコール問題の背景には、巨大な産業が控えているからだ。酒類メーカー、コンビニも含めた小売酒販業者、料飲店、CM制作の代理店、それを流すメディア……。その主張は産業側には都合がいい。

党内をまとめようと尽力してくださったアルコール問題議員連盟の先生方も、同じような壁にぶつかり、苦労していた。そして、説得のマニュアルをつくってほしいとの依頼が来た。そのときに書いたのが次の文章である。

＊

アルコールは嗜好品である一方、医学的には薬物という側面［依存性・致酔性・発がん性・臓器毒性・胎児への催奇性など］があり、十分な注意が必要なのです。酒類業界ではこれを「アルコールの特性」と呼んでいます。

しかし、日本社会には次のような問題点があります。

・多量飲酒を助長する風潮（「ストレス解消には酒」「酒に強いのは美徳」）
・アルコールについての間違った思い込みや無知
・アルコール依存症への誤解

と偏見
・予防・早期発見・介入のシステムがないこと
たとえばプロ運転手などシフト勤務者には寝酒を習慣にする例が多く見られますが、それは「アルコールは睡眠薬より安全」という誤解があるためです。けれど、しだいに睡眠パターンが壊れて不眠になり、眠ろうとしてより多く飲むのでアルコールが体内に残り、飲酒運転に発展してしまうことがあります。高じてアルコール依存症になる例もよくあります。

このように、不適切な飲酒は、放置していると問題が複合して重篤化していき、医療費をはじめとする社会的コストが増大します。

逆に、不適切な飲酒を減らすことができれば、関連疾患だけでなく、自殺・虐待・暴力・飲酒運転等の社会問題も抑制され、社会的コストは低減されます。

酒税をとっている国には対策を講じる責任があります。多量飲酒者は酒税の高額納税者です。

基本法の成立！

説得が功を奏して、基本法は二〇一三年暮れに、衆院・参院とも「反対ゼロ」で成立。

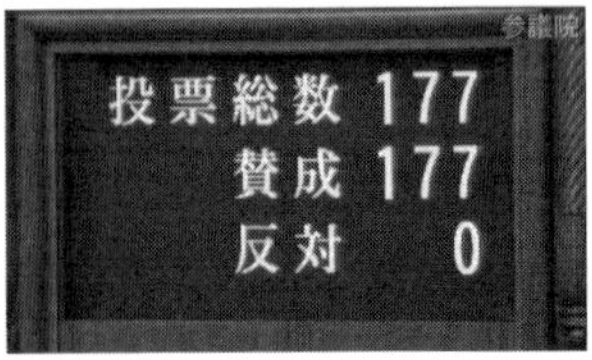

実際には、アルコール産業からの反対はほとんどなかった。飲酒文化を否定せず、あくまで、「不適切な飲酒」により引き起こされる健康障害と関連問題を予防することを焦点にしたからだ。
それを明らかにするため、最後の調整で、第一条（目的）に、「この法律は、酒類が国民の生活に豊かさと潤いを与えるものであるとともに、酒類に関する伝統と文化が国民の生活に深く浸透している一方で（後略）」という、酒類を肯定する前文が挿入された。
翌年、同法に基づく関係者会議が招集された。私も委員に加わり、二六回の討議を経て、二〇一六年に「アルコール健康障害対策推進基本計画」が閣議決定された。
この基本計画では依存症について、次のような問題意識が提起されている。

アルコール依存症の正しい理解

特にアルコール依存症については、飲酒をしていれば、誰でもなる可能性があること、飲酒量のコントロールができなくなる疾患であるということが理解されず、本人の意志が弱いという誤解や偏見が存在している。

この誤解や偏見は、本人や家族に、アルコール依存症であることを否認させるとともに、医療や就労支援などの場でも、治療、回復、社会復帰の障壁となっている。

社会全体におけるアルコール依存症の正しい理解を浸透させていくことが対策の前提として必要である。

そして正しい知識・理解の普及が、「重点課題」の中に、位置づけられた。

啓発に際しては、依存症の初期症状の情報に加えて、その手前の多量飲酒者へのアプローチも視野に入れること。また「自助グループ等と連携し、アルコール依存症の回復者が体験談の講演等を行なう社会啓発活動の活用を図る」という但し書きも、委員の押しで追加された。回復の姿を社会に伝え、偏見を是正するのがその意図である。

世論調査をしてみたら

その後、内閣府は「アルコール依存症に対する意識に関する世論調査」を実施した。すると、アルコール依存症のイメージについて〝まさに〟

ギャンブル等依存症対策ではどうなっている？

驚くのは、産業側が誤解を広めている事実。原因はギャンブルではなく、個人の問題だと責任回避しているのだ。昨年成立した「ギャンブル等依存症対策基本法」に基いて今年５月に開催された、初の「ギャンブル等依存症問題啓発週間」では――

●パチンコ業界主催のイベントでは、依存症の「真の原因は職場や家族などにあり、パチンコを取り除いても解決につながらない」と問題への理解を求めた。（テレビ朝日）

●全国公営競技施行者連絡協議会作成の啓発ポスターは、問診表に思い当たったら「依存症パーキング」で「ちょっと一休み」して、治療したり自己回復し、「本線＝ギャンブル」に戻れという内容。

●公営競技が設立した「一般財団法人ギャンブル依存症予防回復支援センター」のサイトには、ギャンブル依存症の原因は「性格／気質、社会的ストレス、家族葛藤などの心理的要因、知的／発達障害、更にうつ病等の併存精神障害が複雑に絡み合っています。『ギャンブルをやめれば解決する』という単純な因果論では捉えきれません」と記載。

【基本計画では？】

今年４月策定の「ギャンブル等依存症対策推進基本計画」では、「予防教育・普及啓発」の厚労省の項にこうある。

「ギャンブル等依存症は本人が病気である認識を持ちにくいこと、誰もがなり得る可能性があること、適切な医療や支援により回復が可能であることなどの正しい知識が国民に十分理解されていない。このため、ギャンブル等による問題が生じても、それがギャンブル等依存症により生じていることに本人や家族は気付きにくく、周囲の理解も得にくいこと等から、適切な医療や支援につながりにくいという課題がある。また、病気に気付かず家族や周囲の人がギャンブル等による借金を肩代わりしてしまうことで、本人の立ち直りの機会を奪ってしまう場合もある」

産業側も含め、この認識で啓発を行なってほしい。モデルになるのは、消費者庁のパンフレットである。

「ギャンブル等依存症は、誰でも陥ってしまうおそれがあります。『意志が弱い』『だらしない』といった性格が原因となる疾患ではありません」

の結果が出た。

①**「酒に酔って暴言を吐き、暴力を振るう」**五一・七％

②**「昼間から仕事にも行かず、酒を飲んでいる」**五一・四％

③**「本人の意志が弱いだけであり、性格的な問題である」**四三・七％

なんと、ほぼ半数の国民が依存症あるいは依存症者について、**酒乱・怠け者・意志が弱い（性格の問題）**という誤解や偏見をもっているのだ。これでは、予防も早期発見も相談も回復も社会復帰も進まない。

診断書に書けない？

ある産業医は言う。

「アルコール依存症とは診断書に書けない。社会的不利益を被る可能性があるから」

つまり依存症と書くと「性格の問題」「自己責任」とされ、排除の対象となるのをおそれて配慮するのだという。職場の理解を得られやすい「うつ病」にしておく話も聞く。

しかし、うつ病もかつて、「性格の問題」とされていた時代がある。理解が進んだのは、啓発の成果である。

職場のストレス、シフト勤務や長時間労働、役割の喪失、……そんな逆境に対処する手段としての飲酒が、いつしか依存症を招いてしまうこともあるのだ。依存症は、性格に関係なく、誰にでもなる可能性があり、回復できる病気であることを、もっと啓発していかなければならない。

基本法で定められた啓発週間（十一月十日～十六日）では、これまで五年に渡って、「アルコール関連問題」の幅の広さを訴えるポスターが制作されてきたが、今年初めて、そのテーマが「アルコール依存症」になった。

キャッチフレーズはずばりこうだ。アルコール以外の依存症にも通じる普遍的なものだと思う。

このメッセージが多くの人々に届いてほしい。

意志が弱い人？
ダメな人？
なまけもの？
いいえ、
そうじゃありません。
アルコール依存症は
「病気」です。
回復できる「病気」です。

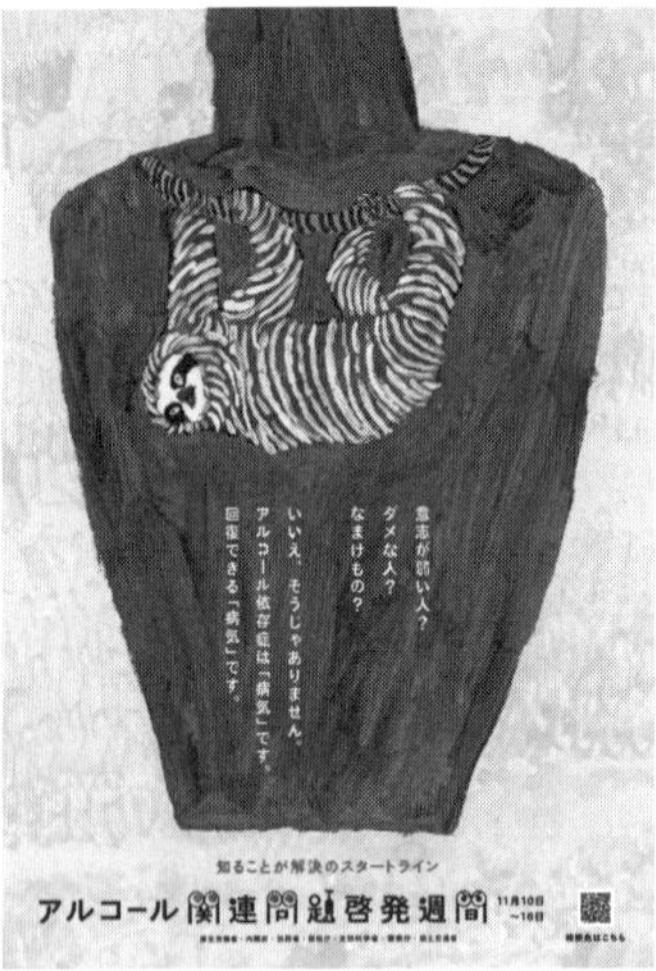

インタビュー

女性の依存症者たち

二重、三重のスティグマから抜け出す

小嶋 洋子（こじま・ようこ）
女性サポートセンターＩｎｄａｈ（インダー）代表

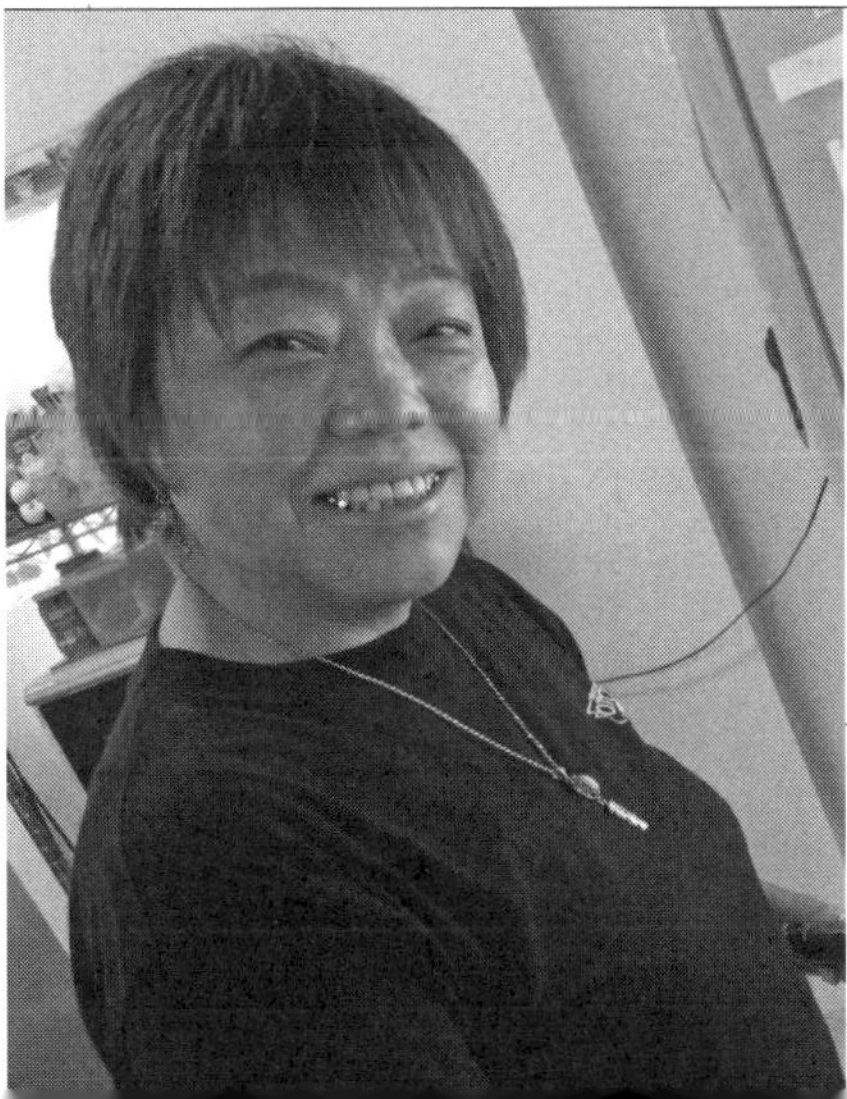

――小嶋さんは、ご自身もアルコール・薬物依存症の回復者で、女性のための施設を長いこと運営されてきました。女性が回復していくには、男性とはちがった困難が立ちはだかっていますよね。

そうですね。妻が依存症になったからといってダンナさんが飲むのをやめるかというと、そんなことないですから。さすがに退院したばかりのときは、家で飲むのはやめておこうという人も多いですが、しばらくすれば冷蔵庫にビールが冷えているし、「ツマミ作ってよ」となることが少なくない。

これは男女に関わりなく、依存症という病気を理解していないと「入院すれば治る」と思いがち。違いがあるのは、そのあとです。

インダーに夫が同行してくる場合もあるのですが、「退院後もまだ何かしなきゃいけないの？　勘弁してよ！」という反応は多いです。今まで子どもの面倒もみずに酒ばかり飲んできたんだから、早く家のことをちゃんとやれと。

夫も巻き込まれて疲れ果てていますから、「この夫ではダメだ」などと性急な判断をせずに、様子をみます。いずれにせよ、アルコールや薬物をやめたばかりのときに、離婚など重大なことを決めるのは避けるべきなので。

とはいえ、やめていくには環境が過酷すぎる場合もあります。

「金をドブに捨てたようなもの」と言われて

自助グループに通うことを認めてもらえず、エリートで理想主義の夫からなんでもきちんとこなすよう求められ、その夫自身は多量飲酒者、のようなケースです。離婚の話し合いの際、グループホームの費用として数十万円を払っていた夫が「金をドブに捨てたようなもんだ！」と吐き捨てるように言ったのが忘れられません。

——そのセリフ、胸にグサグサ来ます。

でも、この夫から離れた女性は、お酒をやめることができました。

依存症という病気について、世間の人は「意志の問題」だと思いがちで、なかなか理解されにくい。それに加えて女性は、二重三重のスティグマを負います。

——どういうことですか。

男性だと、酒を飲んで外で寝ていたとしても、ただの「酔っぱらい」ですみます。女性だとどうなるでしょう。

「だらしない女」「ダメな女」です。

さらに、酔っているとたちの悪い男性も寄ってきますから、さまざまな性被害のリスクがあります。すると「ふしだらな女」ということになります。

そうして女性自身が、こうした世間の言葉を取り込んで、自分で自分を責めているんです。

「私はふしだら」「だらしない」「汚れている」「生きていてもしかたない」と。

——そもそも飲酒の背景に、何らかの傷つきがある場合も多いですよね。

そうですね。男性の場合は大半が習慣飲酒から依存に至りますが、女性は最初から心身の痛みをどうにかするための自己処方として、飲んだり薬を使っていることが多いです。摂食障害との合併も多く、いずれにしても抱えきれないサイズの葛藤や、虐待のトラウマ、過剰適応のがんばりなど、なんらかの問題を抱えています。

でも、そのことは理解されにくい。飲んでしまえば、外側から見て「だらしない」状態なのは確かだし、それで何を言っても言い訳にしか聞こえません。

家族からも「しょうがない子」「恥ずかしい娘」「みっともない嫁」「母親失格」と言われ続けて、自分でもそう感じるようになるのです。

長いこと、お酒や薬がやめられずに罵声を浴びていると、自尊心がぼろぼろになります。

でも、やめていく中で、まずは「やめ

ていられる自分」という自尊心を取り戻すことができる。それから、12ステッププログラムを実践したり、スポンサー（※）が親代わりとなることで、もう一度自分を育て直していきます。

こんがらがっていた人生の謎がとける

——小嶋さん自身も、そうだったのですか?

ええ。飲んでいる頃は、何でこんなことになったのかわからなくて、人生こんがらがっていました。

でも、やめていくうちに、ACについての知識を得たり、親も依存症だったことに気づいて原家族で起きていたことがわかったり……。自分の人生の謎がとけたんです。

自己処方のしくみが見えると、「だらしない」からこうなったんじゃない! ことがわかります。そうしてスティグマが消えていくんです。

でもそれには時間がかかります。

——そのプロセスを、教えてください。

もちろん人ぞれぞれですけど、私なりに多くの女性たちをみてきた経験から整理してみると……。

まず、やめたばかりの頃は、どうしていいかわからないので、自分を悪くしておいた方がむしろ楽なんです。誰かのせいだと思うと、その人にあやまってほしくなってしまうし、いろいろなことを思い出すと怒りが抑えられなくなるのが心配だから。そもそも長年、自分を怒らせてしまうのが怖くて、酩酊の力で抑えてきたわけですから。

やめて少したつと、今まで抑えていた怒りが出やすくなる時期があります。なぜ自分がこんな目にあわなきゃいけないのかと。これもひとつの段階です。ただし、そのまま自分が被害者で、相手を責めているだけでは何も変わらない。

自分自身に向き合って、自分がやらかしたこと、迷惑をかけたことについて、言葉にしていく必要があります。

——どのぐらいの時期になったら?

最初はとにかくやめるだけで精いっぱいですから、話せるようになるには「仲間と一緒に楽しめる」ことが条件です。早い人なら三ヵ月から半年、人によっては一年以上かかります。一緒に楽しめるというのは、ここが安心できる場になったということです。

そうなったら、とことんかっこ悪いこと、恥ずかしいことを、仲間の中で語るのがいいのです。よく私は「ここでかっこつけてても仕方ないよ!」とうながします。

——たとえばどんな話ですか?

おねしょしたこと。気づいたら隣に知らない男性がいたこと。気づいたら道で寝ていたこと。裸で町中駆け回ったこと

※スポンサー＝助言や提案をしてくれる先行く仲間のこと。AAなど12ステップ用いる自助グループでの、相互援助のシステム。

……とかですね（笑）。

——それはすごい（笑）。

墓場まで持っていくしかないと思っていたようなことを、みんなが笑いながら話すんです。昔は恥ずかしくて口にできなかったけれど、今は笑って言える。それが回復じゃないかな。

女だけの場が必要な理由

とはいえ、男性のいる場で、女性特有の問題を語るのは危険です。何かの勘違いから恋愛になったりすると、双方に再飲酒のリスクがあります。

私自身が回復を始めた頃は、女性の施設がありませんでした。男性と同じプログラムの中で歯を食いしばってやっていける人しか、生き残れなかったのです。

男性が大半の場所では、たとえば「酔って女性を妊娠させた」などの体験が、自慢話のように語られたりします。女性にとって、安全ではありません。父親からの暴力や、夫からのDVなどで、男性がいると萎縮してしまう人もいます。

——だからこそ、女性だけの場が必要なんですね。

ただし女性どうし、同じ顔ぶれが長く一緒にいると、近づきすぎる危険もあります。相手のことを何でもわかったつもりになったり、相手の全部を知らないと気が済まなくなったり、ちょっとしたすれ違いにムカついたり……。

適度な距離感が大切ですね。そして関係修復のスキルを学ぶことも大事。飲んでいるときだったら、イヤなことを誰かから言われたら縁を切っていたかもしれない。でも今なら、関係をやり直すことができるんです。施設は、そういうことを練習する場でもあります。

でも近頃、気がかりなことが……。

——何ですか？

女性の利用者が減っているんです。施設利用者の減少は全国的な傾向で、女性に限りませんが……。

病院のデイケアの方が、楽なんです。自分自身の課題に向き合っていくプログラムはしんどいですから。

最近、医療は就労支援にも熱心ではありません。働いて飲まれてしまうより、生活保護でデイケアを続けていれば安心というわけです。でも、そうやって守られて飲まずにいる、それでいいのだろうか？　と疑問に思うことがあります。

回復って何だろう？　多少の危険があっても、そこに向き合って乗り越えていくプロセスではないのだろうか。人生を自分で切り拓く力をつけることではないだろうか。

私自身は、そう信じています。スティグマから自由になって、自分がどんな人生を歩いていくか選択する力を、女性たちは持っているんです。

3章

【家族の体験】
私たちが直面した、世間の壁

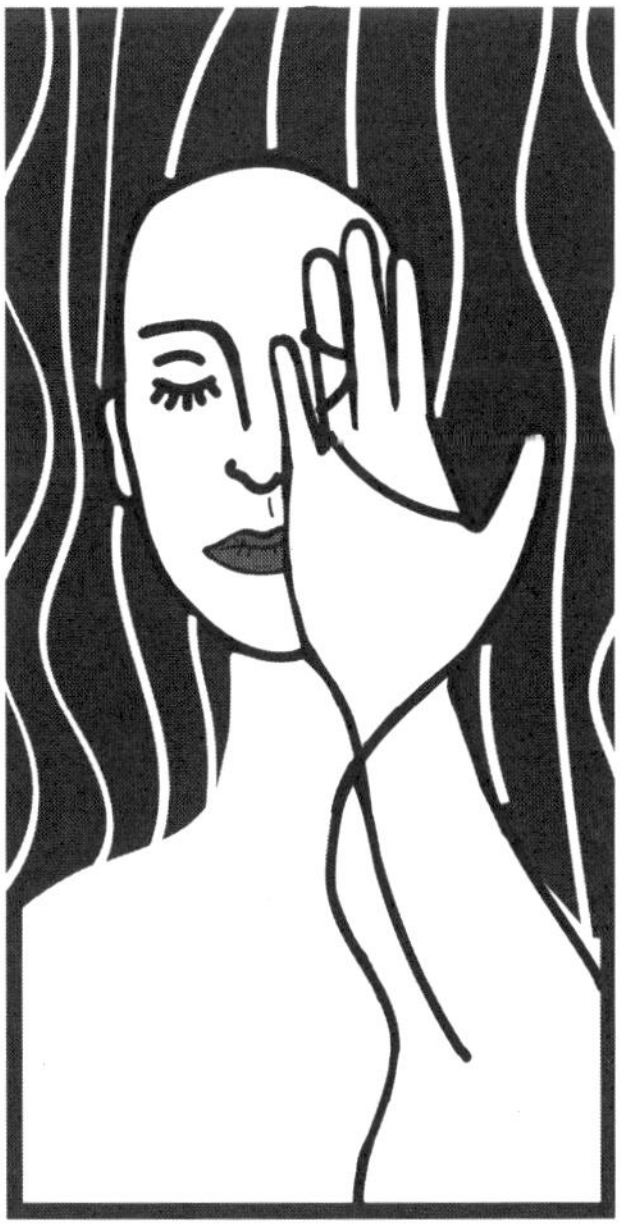

傷つき、引け目を感じたのは、
どんなとき？
どういう誤解や偏見に直面した？
自分を苦しめた、「自分の中にある偏見」は？
――７人の手記。

アルコール　娘

依存症の父のことを、職場に知られたくない

あき

怒りと、恥ずかしさ

私は役所の非常勤職員として、介護・年金・生活保護などを担当しています。ときに、窓口に居座ってあれこれ言い続ける方がいます。心の中では本当にイラつき混乱します。私の父親が、別の役所でまさに同じようなトラブルを起こしているからです。そのため父と言い争っているときのような怒りがわき、同時に、そんな父の存在が恥ずかしいという気持ちがこみ上げます。

父はアルコール依存症です。飲酒問題が始まったのは四十代、私が十歳の頃でした。依存症と診断されたのは六十代、今は八十代です。父の問題を上司に知られたら契約更新されないのではないかと心配で、職場には知られないよう気をつけています。理屈ではそんなはずないとわかっていても、「父が何かやらかして、私の生活が邪魔されるのでは」という不安が消えないのです。

私が結婚した相手にも、飲酒問題がありました。いろいろあった末に別居となり、離婚をめぐる交渉が始まった時期に、父が突然参入してきて相手の両親に「自分はアルコール依存症だ」と言ったのです。断酒して回復しているなら、まだわかります。治療が続かず、断酒会にも飲みながら行っている状態で、しかもこのタイミングで何を言っているのだろうと頭を抱えました。

離婚後、私は子どもを連れて実家に戻り、子育て、問題ばかり起こす父の世話、そして仕事に追われることになりました。

「救いがたい人」

役所で介護の認定調査に出かけ、「この人が何度も転ぶのは飲酒のせいでは?」など、父と共通の断片からピンと来ることがあります。けれど家族は話す気配がありません。こ

んなときも私の中に動揺が起こります。本人に厳しい目を向けそうになる一方で、家族が困っているのがわかるので、なるべく有利にしてあげたい気持ちになります。

父は数年前まで、自転車で酒を買いに行ってはよく転んでいました。寝タバコだけはやめて等、私が何かいうと「くそったれ！」と暴言が始まり、どうしていつもそうなのかとカッとなって言い返すうち、つかみあいや殴りあいになったこともあります。父は柔道家なので、子ども時代は父が暴れると恐怖しかありませんでしたが、さすがに八十代になると私の体力が勝り、以来、殴りあいはなくなりました。父の行動半径も狭まり、近所のスーパーに酒を買いに行くだけの毎日のようです。

私の中では、父は救いがたい人で周囲を不幸にする人。母も母で、自分の思ったことを全部口に出して、相手をとことんやっつけないと気が済まない人です。相手を責めるだけで、自らの責任で決定・問題解決はしない。いつも自分は弱者で被害者であるという自己イメージを持ち続け、専門病院の家族会に行ってもらおうとしても、「なんで私がお父さんのために？」と断固拒否でした。

子どもに連鎖させない

考えてみれば父も元夫も、飲むことを推奨する社会の被害者でもあるかもしれません。父は旧帝大の寮で先輩から飲まされる日々に始まり、酒を酌み交わす文化の中で仕事をしてきました。夫も営業マンとして連日の飲酒が必須でした。

酒をやめない依存症者は周りを不幸にするだけの存在……という私のイメージが少し変わったのは、介護場面で出会った方を通じてです。どうしても飲んでしまう、でもどこか憎めない、大勢の友人がその人のことを気遣い、妻もとても心配しているのです。周囲が希望を捨てず、離れていかない、こういう人もいるんだ、と思いました。

私にとっての希望は、問題を子どもの代まで連鎖させないことです。家の中での言い争い、夕方に起き出して酒を買いに行く祖父、決していい環境とは言えません。それでも私ができることをしようと思っています。夏休みなどは日中私が仕事のため、家の混乱に巻き込まないよう長期の合宿に行かせています。依存症のことを伝え、大人の問題に子どもは責任がないことを話しています。子どもが子ども自身の人生を生きられますように。

私が望むこと

アルコール依存症の家族が助けを求められる避難の場を、日本中にたくさん作ってほしい。そもそも「飲酒を推奨する文化」がなくなってほしい。

ギャンブル　父

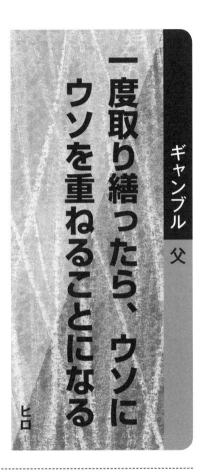

一度取り繕ったら、ウソを重ねることになる

ヒロ

「根性が腐っている」

息子はもともとゲームにはまっていた。あるとき妻が、息子の口座に知らない人から五万、十万と振込があることに気づいた。何か悪いことでもやっているのかと心配したが、オンラインゲーム内で製造した武器を、ゲーム外で他のプレーヤーに売っていたのだった。

その金をパチンコやスロットにつぎ込んでいたことがわかったのは、二十歳のときだ。サラ金の借金が発覚し、きつく叱った上で返済した。それからも何度か、借金の尻拭いをした。ヤクザに追われるようなことになったら困ると思ったからだ。弟の免許証を持ち出して借金した時には、初めて息子を叩いた。弟が将来クレジットカードを作れなくなったら困ると思い、借金を返した。

大学近くの下宿はゴミ屋敷状態になっており、ゲームとパチンコとマンガ漬けの生活をした結果、五年間でとれた単位は一つだけ。コイツはなにをやっているのだ、根性が腐っている、と思った。

妻は息子の問題でパニックし、うつ状態になっていた。私はそれまで親としての役目を妻に任せきりにしていたことを反省し、息子がこんなことになったのはそのせいだと慙愧に堪えず、これからは自分が息子を何とかしなくてはと思った。

近くで常に監視できるよう、息子を自分の経営する会社に入れた。かつてギャンブルに溺れたのを私が叩き直した部下がいたので、この部下に息子を預ければうまく指導してくれると思った。

しかし、再び借金が発覚。親元では甘えが出てダメだと考え、次は関連する会社の社長に預けた。

やがて息子は結婚し、子どもができ、順調にやっているようだった。そこへ再び、借金が発覚。

息子はギャンブル依存症らしいと

息子の嫁が調べてきて、息子はＧＡ（※）につながった。しかしやがて再発し、孫のために私が贈った金も使い果たしてしまった。

オープンにしてよかった

息子はギャンブルの回復施設に入ることになった。仕事をしながら治すなんて無理なのだと教えられて、私も初めて「本当に病気なのだ」と理解した。

それでもまだ、甘く見ていた。人生百年のうち、一年ぐらいどうってことない。早く治して来いと、息子を送り出した。

息子は事前に仕事関係の会合で、「ちょっと入院するので」というような話をしたらしい。しかしそんなふうに取り繕っていたら、見舞いに行きたいなどと言われ、ウソにウソを重ねることになりかねない。だから全部話してしまうことにした。「実は息子はギャンブル依存症という病気で、前から問題を起こして困っていた」「回復施設みたいなものがあって、そこへ入れた」と。

妻は、そんなことをべらべらしゃべらなくてもいいじゃないの、という意見だったが、結果としてはオープンにしてよかったと思う。

いつまでも隠していたら、家族も本人も、相談相手がいない中で一人いじいじと悩むことになる。オープンにしていれば、息子もＧＡに通うのにこそこそしなくてすむ。

私自身は、家族会でいろいろと相談させてもらった。ギャマノン（※）は、「言いっ放し、聞きっ放し」と聞いたので行っていない。せっかちで、結論から先に言ってほしいタイプのため、家族会が合っていた。

「息子は息子」だが……

私自身にも酒を飲みすぎる傾向があり、ギャンブルも薬物も酒もゲームも、やっかいな現実を忘れられる点では共通だと思う。

息子は三年たった今も、施設に入所中だ。依存症という病気は、一筋縄ではいかないらしい。

今まで長いこと面倒を見てしまったために、息子は依頼心のかたまりのように思える。

家族会の中で「息子は息子、私は私」と学んだが、息子の嫁の生活や孫のことを思うと、どうしても「施設を出たら就職の世話をしてやらないと」などと考えてしまう。確かに息子は息子だが、孫には罪はない。どうしたものか。

私が望むこと

最近やっとギャンブル依存症が病気であると認知されてきたが、国や自治体からの助成はほとんどなく、回復施設も少ない。依存症者や家族が安心して回復へ向かえるよう、一日も早く国は援助してほしい。

※ＧＡ→113ページ参照
※ギャマノン→113ページ参照

薬物　母

「あそこの息子さん、なにか問題が?」と言われそうで怖かった

NINA

給料は覚せい剤に変わる

息子が十代後半でシンナーと大麻を使い、問題を起こして少年鑑別所に入った時、仕事先の社長に連絡を入れたところ、「大丈夫、俺たちも若い頃はいろいろやった。出てきたらまた雇うよ」と、暖かい言葉をいただいた。

息子は人懐こくて、いつも周囲の人にかわいがられる。担当した刑事さんも気にかけてくれ、鑑別所を出たあとも何度か食事に連れて行ってくれたりしていた。けれど息子はその信頼をまんまと裏切っていた。あとでわかったのだが、保護観察処分となって出所したその日から、大麻を使っていたのだ。やがて覚せい剤へ。状況がどんどんひどくなった。

仕事は何度か変わった。覚せい剤を使っているときは、勢いよく仕事に出かける。そのうちがんばりすぎて体にこたえ、ガソリンが切れたように動けなくなる。お金が無くなり、薬が切れる。すると過食になり、冷蔵庫が空っぽになるまで食べ続け、家にひきこもる。やがて元気になると仕事に出かけて日当で薬を手に入れ、再び勢いよく仕事をする。

幻覚・妄想も出ていた。誰かに見られているとか、家のまわりにお巡りさんがいっぱいいて自分を捕まえようとしている、などだ。

そんな状態でも、せめて仕事に行くことで、息子は社会とつながっているのだと思い、一筋の希望にすがっていた。それがまやかしでも。

でもやっぱり切ない。苦しい。毎日交通費を千円渡して、朝四時に起きて息子のためにお弁当を作って送り出す。――そうやって働いたお金は、覚せい剤に変わるのだ。

何か事件でも起こしたら、兄弟の将来に悪い影響があるのではと心配だった。夫の仕事のクライアントに知られたら大変だ。そうなったら生活が根底から覆されてしまう。

私は仕事を持っているので、家から一歩外に出ると、何事もなかったかのようにスイッチを切り替えていた。そうやって心をマヒさせて日常を維持するしかなかった。

自虐ネタを装って

近所の人を裏切っている、という思いもあった。新婚時代から住み慣れた町で、みんな息子が赤ちゃんの頃からよく知っている。そんな人たちに薬物の問題がバレたら、もうここには住めないと思い詰めていた。

かといって、私が息子のことを何も口にしなくなったら、「あそこの息子さん、何か問題が?」とひそひそ言われそうで、怖かった。

いずれにしても、中学の頃から何かと問題を起こしているヤンチャな悪ガキだったのだ。その路線のまま「またこんなことしでかして、ホント、困るの!!」「ひどいでしょ、どう思う!?」という調子で、話の中から「薬物」だけを取り除き、おもしろおかしくオチをつけて、自虐ネタのように披露していた。

テレビの特集や地域の学校で起きた事件などで、薬物の話題が出てくると、「若者の間で増えているみたいだね。こんな施設もあるらしい。回復する病気なんだってね」などと、他人事のように話していた。今とは違って、啓発しようという気持ちなど微塵もなかった。万一息子のことがバレたとき、つまはじきにしないでほしい一心だった。

それは息子のすべてじゃない

妹や母など親族には、鑑別所に入ったときに事情を話した。「まあ、若いときは、いろいろあるよね」という反応だった。けれど、覚せい剤まで使っているなんて、言えない。

すったもんだの末に息子が施設に入るまで、隠し続けていた。入所後しばらくして母に打ち明けた。かわいがっている孫が長いこと顔を見せないと、逆に心配をかけると思ったからだ。母はガックリしたらしい。

「おじいちゃんが亡くなっていて、よかった。こんなことを知ったら、どれだけショックを受けたか……。あの子のいい思い出だけ持って、あの世へ行ってくれた」

続けてこう言った。

「あんたも苦労ばかりして、かわいそうに……」

その言葉が、一番イヤだった。

かわいそう=私の生きてきた年月を否定されることだ。

憐れみをかけられ、息子という人間も否定された。私と夫と子どもたちで作ってきた家族が否定された。

確かに薬物を使ったことは間違いだけれど、それは息子のすべてじゃない。息子はこれから新しい人生を生きていこうとしているのに、なぜもう先がないかのように思うのか。

妹にも話した。面と向かっては何も言わなかったが、あとで母と妹の間で、私の育て方が悪いのだ、という話になっていたらしい。

呪縛がとけるまで

今振り返ると、「かわいそう」と憐れんだり「育て方が悪い」と原因を探すのではなく、「これから○○になるといいね」のような先の希望が持てる言葉がほしかったのだと思う。

「かわいそう」と言われると、よけいに「私はかわいそうじゃない」と周囲の助けを拒み、一人でなんとかしようとしがちだ。子育てを非難されることも、親が責任を過剰に抱える結果になる。「子どものためにがんばらなければ！」と、境界を失った状態になってしまう。

そもそも私は、しんどいとか、困っているとか、言えないタイプの人間だった。薬物の家族のグループで「苦しいです」「つらいです」と口だけは言っていても、自分自身が自分の苦しさに気づいていなかった。

日々のつらいことや悲しいことを感じないで済むように、急いで別のことで上書きしていた。仕事のことを考えたり、海外ドラマに没頭したり、読書に逃げ込んだり。

そのため今も、つらかった日々の記憶の一部が抜け落ちている。

ご近所には結局、息子の問題について何も言わないまま、五年前に引っ越した。引っ越しは大家さんの都合だったが、長年住んだ町から出たら、呪縛がとけた。もうまわりの目を気にしなくていいのだ。

正常な自分だったら、もっと早く引っ越しを考えていたと思う。なぜか苦しい場所に居続けることに執着し、身動きがとれずにいたのだ。

「息子さんを誇りに思う」

子どもたちは全員家を出ていたので、夫婦二人、新しい町で暮らすことになった。

犬の散歩などを通じて知り合いができ、カフェでいろいろな人と出会い、友人が増えていった。外国人の友人から英会話のレッスンを受けたりするようになった。

それまでも、ご近所と陽気につきあってきたが、本当は心を閉じて気持ちを張り詰めていた。けれど新しくできた友人の前では、自分は自分のままでいい、と感じられるようになってきた。

夕食に誘われて「その日はちょっと都合が」ということが重なり、「よく夜に出かけてるけど、どこ行ってるの？」「あなたって、すごい忙しいよね、何してるの？」と聞かれるようになった。

もう話してもいいか？　と踏ん切りをつけて「実は息子が……」「私も自助グループに通っていて……」と説明した。友人たちは「へぇ、そうなんだ～」と自然に受けとめてくれた。外国人の友人にも、一生けんめい単語を並べて説明した。すると、思いがけない言葉が返ってきた。

「君の息子はすごいね！　薬物の問題から回復しているなんて、尊敬に値するよ！」

「ハードな人生を生きてきた、君と君の息子さんを誇りに思う」

そんなふうにダイレクトに「すごい」「尊敬する」「誇りに思う」と言ってもらって、心が震えた。

長年心の中にわだかまっていた、「裏切り」「恥」「かわいそう」「育て方のせい」という重い固まりが一気にとけた瞬間だった。

社会を変えるために

今でも、昔からの知り合いには息子のことはなかなか言えない。けれど新しくできた友人にはかなりオープンに話している。

息子は薬物をやめて八年、施設の責任者をしており、相変わらず人懐っこい。友人たちに紹介して一緒に食事をすることもあり、息子はすぐに友人たちの輪に溶け込んでいる。

二〇一四年、仲間たちと、ブログ「Not Alone. ～大切な人の薬物依存症に向き合う家族のブログ～」を始めた。その頃、芸能人の薬物関連のニュースが相次ぎ、テレビのワイドショーは興味本位の心ないコメントや見当違いのコメントであふれ返っていた。あるときカフェに集った家族の仲間と、こういう番組を見ていると傷つく、という話をしていて、ハッと気づいた。

「私たちは話せる仲間がいるからいいけど、まだどこに相談したらいいかもわからずに、一人で苦しんでいる人がいるのでは？　以前の私たちのように……」

その人たちに、一人ぼっちじゃないよと伝えたい。私たちが公の場に出ていくことはできないけれど、ブログならできるかもしれない。それも一人では難しいけれど何人かで書くなら、できるかもしれない。

それでも最初は怖かった。身元が特定されるのでは、犯罪者の家族が何を言うかとバッシングを受けるのでは……と。けれど始めてみたら、特に怖いことは起きなかった。

年に数回、悩んでいる家族からメッセージが寄せられ、自助グループなどにつなげている。そんなとき、やっていてよかったと心から思う。

今年五月からは、社会に向けてメッセージを伝えるブログ「Today not Someday」とツイッター「薬物依存症者の家族です」も始めた。おっかなびっくりの挑戦だったが、今のところ否定的なコメントは寄せられていない。私たち家族が隠れていては、何も変わらない。一歩ずつ、社会を変えるために活動していきたい。

私が望むこと

依存症に限らず、何か間違ったり失敗したとき、ふつうに「もう一回やりなおしてみたら？」と言ってもらえる社会であってほしい。

アルコール　妻

「無知なる善意」に振り回されて

島内《しまのうち》　理恵

夫はアルコール依存症です。断酒会に入会して酒をやめ、十年になります。

私のアルコール依存症患者家族としての経験は、二十年ほどかと思います。今回ここで書かせていただく私の経験は、まわりの差別や偏見に傷ついた、というものではありません。まわりの人が私に示した多くは「善意」でした。でもそれは「常識にもとづく善意」で、とても残念なことに「依存症に対して無知」だったのです。そのために、治療につながる前も後もたくさんのトラブルと出会いました。

1 気づき前夜——夫の酒は私の責任

夫は結婚前からすごく酒を飲むタイプでした。年とともにどんどん酒量が増え、やがて酒を飲んで暴れたり、仕事を休んだりするようになってしまいました。私は夫に怒り、説教し、酒をひかえるように言い聞かせました。しかし私がいくら言っても聞いてくれません。

ある時、夫の両親に窮状を訴え、説教に来てもらいました。夫の両親が、夫になぜそんなに酒を飲むのか問いただしたところ、夫は数々の理由を訴えはじめました。それはまったく事実と違うものもあり、さらに言い争う私たちを義両親はまあまあと止め、次のようなことを言いました。息子の酒は理恵さんの責任。理恵さんは明るい家庭を作る。息子は酒をやめる。これで万事解決。

義両親の姿が見えなくなると、夫はふらふらと台所に向かい、ぐっと酒をあおりました。

しばらくたって、夫が飲んで大暴れをし、とうとうパトカーを呼んだ夜がありました。次の日、私は警察に行って昨夜の騒ぎを謝罪し、夫の毎日毎晩の酒を相談しました。ベテランで頼りになる感じの警察官の方が、私の訴えを辛抱強く聞いてくれました。そして、私がもっと夫にやさしくして、夫の信頼を勝ち取り、悩みを話してもらえる存在になりなさいと励ましてくれました。昼間にもっと楽しいことに連れ出してあげたらどうやろうねという具体的なアドバイスもくれました。

　私はなるほどと思い、そのアドバイスに沿って行動しました。夫にやさしく声をかけたり、酔いつぶれた夫を無理やり車に乗せて子どもたちと「家族そろって動物園に行く日曜日」を演出したりしました。娘と一緒に酒を隠したり水と入れ替えたりしました。今日は一杯だけにしておこうと夫を説得しました。それでも酒は止まりませんでした。暴言・暴力も相変わらずでした。

　友人にも相談しました。母にも妹にも話をきいてもらいました。みんな私の話を聞いて、心から励ましてくれました。

「あなたは甘い！　もっと真剣に怒らないかん！」と私以上に怒ってくれたり、思い切りやさしくしてみたらどうかと提案があったり。私たちのために真剣にいろんなことを考えてくれました。みんなありがとう、きっと私の力で夫の酒を止めてみせる、でなければ応援してくれた友達に申し訳ない、と思いました。

2 依存症患者の家族としての自覚

　やがて私は、夫の状態はいくらなんでもおかしい、アルコール依存症ではないかと考えるようになりました。インターネットで検索し、本を取り寄せました。そうすると、病気なので言い聞かせても無駄なこと、家族やまわりは「共依存」や「イネイブリング」をやめ、本人を専門治療機関に入院させ、本人も家族も自助グループに行くのがよいとわかりました。私は、夫を入院させたいと考えるようになりました。

　市内のいくつかのＡＡと断酒会に足を運び、その中の一つ、高知県断酒新生会の家族会に通うようになりました。それからアルコール依存症にくわしいＩクリニックに行きました。Ｉ先生はアルコール依存症治療で有名な下司病院に勤めていた経験があり、依存症家族の治療もしているということだったので、私も通うことにしました。

　いろんな本、Ｉクリニック、そして家族会を通じて、今までの私とまわりの人の行動には間違った点があったことがわかりました。

　本人が言う「酒を飲む理由」を解決しても無駄。酒を飲まない約束をさせても無駄。酒を隠しても無駄。誰が説得しても効果はない。

　家族やまわりが飲酒問題に振り回され、本人の酒のトラブルを代わりに解決するのは良くないことで、そういう行動は結局本人の飲酒を可能にしてしまう（イネイブリング）のだと知りました。

　私は夫に自分の酒の害を自覚させ

るために、いろいろなことから「手を放す」べく努力を始めました。

3 イネイブリングをやめる困難さ

私はがんばりました。ある日、酒のあとでめちゃめちゃになった部屋を朝までそのまま置いておき、夫に自分で片づけるように（冷静に）言いました。

夫は言われたとおり片づけたでしょうか？　まさかまさか。激高し、さらに大暴れが始まりました。それから夫は（以前からそうでしたが）さらに私の悪口を周囲に言いふらすようになりました。家のことをしないひどい妻だと。

ある朝、起きると、家に私の母がいました。母は泣きながら家の掃除をしていました。私が夫の飲んだ後の片づけをしなくなったので、夫が私の母に連絡したのです。母はずっと私の相談相手で、私を励まして味方になってくれていました。その母が涙とともに、あんたの気持ちはよくわかるけど、これはいかん。家のことはきちんとせないかん。と私に怒りました。

私は、これはアルコール依存症の家族の対応法の一つで本人に責任をとらせるためにやっていると説明しましたが、まったく言うことを聞いてくれず、ただ泣きながら叱られました。その横で勝ち誇ったようにニヤニヤしていた酒の抜けていない夫の姿を、今でも怒りとともに思い出すことができます。

また、義両親からも電話がたくさんかかってくるようになりました。あなたには息子のことをよく頼んでいるのにいったい何をしているのかと怒り嘆き、くれぐれも頼みましたよと言われました。毎日のように、電話で私に、あれをしろこれをするなと指示を出していました。

私は共依存とイネイブリングの説明をし、これからは夫の世話をしないようにする方針を伝えようとしましたが、いつも激怒され、罵倒されました。ちなみに義両親には最後まで夫の治療を邪魔されたので、最終的には着信拒否をして縁切りすることになりますが、それはもっと後の話です。

私はＩクリニックで、イネイブリングをやめようと努力を始めたこと、でも義両親やまわりがわかってくれないことを訴えました。Ｉ先生はうんうん、なかなかわかってもらえないんですよね、と、親身になって聞いてくれました。ご両親と一緒に診察に来てくれたら僕から説明しますよと言ってくれたので、一応義両親に言ってみましたが、精神科なんかに行く必要はないと断わられました。

ちなみに、そのずっと後で、精神保健福祉センターの先生にもイネイブリングをやめることをまわりにわかってもらえない話をしたところ、やはり「うんうん、なかなかわかってもらえないんですよね」と返ってきて、ちょっとイラッとしました。

ひょっとして精神科の決まり文句？　傾聴している場合じゃない。精神科の指示を実行しようとして家族みんなが困っているんだから、具体的な解決法を精神科が責任もって考えて!!　と思いました。

その頃、家族会でとても大切なことを教わりました。私がいつものようにカタカタと早口で平板な調子で、夫との体験を話したところ、家族会の先輩の一人から、「ひょっとして他の人にもそんな感じで話しゅう？」とたずねられました。質問の意味がよくわからないままにうなずくと、先輩が言いました。

「違う違う！　まず『主人と私たちを助けてください！』いうて、わあっと泣くがよ！　そしたらうんと力になってもらえるで！」

衝撃でした。「目からうろこ」とはこのことかと思いました。それは本当に大切なテクニックでした。私はその後（わあっと泣くのは難しかったのですが）「とてもたいへんなことで悲しいように話す」を心がけました。うつむいて自信なさげに話すことも身につけました。ちなみにこのテクニックは今も人生のあちこちで役に立っています。

4 まわりに協力をもとめる

夫を専門医療機関に入院させるために、内科医である夫の勤務先の院長や事務長と連絡をとるようになっていました。「家族会テクニック」のおかげで、うまく理解してもらえたと思っています。

ある日、仕事中に、事務長から電話がかかってきました。

「先生が体調が悪いと言って、さっき帰宅されました。お酒を飲むつもりかもしれませんよ。早く帰ってあげてください」

私も、すぐに家に帰って夫が酒を飲まないように見張った方がいいのでは？　と思いました。でも、それはどう考えても「共依存」とか「イネイブリング」とか呼ばれる行動でした。でもとても心配で、家に帰って夫を止めたい、力づくでも止めたい！　どうしよう？

私はＩクリニックに電話して、もし可能なら先生から至急アドバイスいただきたいと伝えました。先生はすぐに電話口に出てくれ、いつものおだやかな声で言いました。

「今日は五時までしっかりお仕事をしてくださいね。ご主人はお酒を飲むか飲まないかわかりませんが、それはご主人の問題です」

本当にドキドキしましたが、私は五時まで仕事をし、家に帰りました。夫はやっぱり酒を飲んでいました。酒臭い息を吐きながら布団に丸まって寝ている夫を見て、何かがふっきれた気がしました。夫は次の日も仕事を休みました。休みの連絡は、夫自身にしてもらいました。

事務長さんからはその後の連絡はありませんでしたが、酒を飲むのもそのために仕事を休むのも、夫の問題。仕事に穴が開いて迷惑をかけられて次にどうするか考えるのは、事務長の役目。私の責任じゃないのだとやっと思えました。

しかし、このままではせっかく連絡してくれた事務長さんに「夫の世話をしない冷たい奥さん」だと思われてしまいます。今後の協力のお願いもしづらくなるかもしれません。私はASK発行の『回復のためのミニガイド⑲親せき・職場・友人へのガイド』を取り寄せ、まわりの人に配り、イネイブリングをやめることを説明しました。事務長さんにも配りました。院長先生に配って説明をした時は、「私は医者だ！」と怒られてしまいましたが、その医者がアルコール依存症に必要な対応と違う行動をしていると思ったので、嫌がられてもがんばって話しました。ひとり啓発活動です！

この『親せき・職場・友人へのガイド』を一〇冊買って配り、次は二〇冊買って配り、繰り返していたら、一時在庫切れになってしまったこともありました。今思い出すとパンフレットを配りまくる「変な人」ですが、私は必死でした。

もちろん、子どもたちにも母にも妹にも読んでもらいました。義両親は無理でしたが、母と長女と私の三人で相談室に足を運んでアルコール依存症患者への対応法を学ぶことができるようになりました。

その後、夫は（職場の反対もなくすんなりと）県外の依存症治療病院に入院し、退院後は断酒会に参加しました。

5 無知なる善意

「酒を飲みすぎる既婚男性」がいると、それをコントロールするのは妻の責任だと、普通は考えます。それが日本の常識です。でも、アルコール依存症の患者は、その日本の常識で対応してはいけないということを、まわりの人に知ってほしいと思っています。

最大の味方だった母と妹と子どもたち、ささえてくれた友人、同僚、警察の方、夫の勤務先の方々も、いろんな意見をくれました。それはけっして私を苦しめようとしたのではなく、心からそれが良い方法だと信じてアドバイスをくれました。私の話を聞くためにたくさんの時間をさき、いろいろ考えてくれました。本当に感謝しかありません。ただ、残念ながら「常識」では対応できない事態だったのです。私も、夫のことがなければ一生知らなかったことでしょう。だって、「依存症患者への正しい対処法」なんて、普通の人生で聞く機会はありません。知らなくて当然です。

でも、私自身がまわりの「無知な

る善意」に最初から最後まで振り回されて、とてもしんどかったのは事実でした。

アルコール依存症患者の家族は、

①依存症という病気によって苦しめられ

②世間によって苦しめられる

と言われます。依存症という病気を変えることはできませんが、②は変えることができると思うのです。

断酒会の家族会の体験発表を聞いていると、時々、「家族の苦しみは今も昔も同じ」みたいな表現に出会います。それはおかしいと思います。

断酒会ができて五十年以上。その間、家族の苦しみが変わっていないということは、②に対するアプローチが決定的に足りないのではと思ってしまいます。

6 援助者のみなさんへ

家族会でも、とても残念なことがたくさんありました。

家族会につながり、飲み続けるご主人を入院させるためにイネイブリングをやめようとされていたKさんを思い出します。看護師のKさんは頭も良く、イネイブリングをやめて本人から入院したいという言葉をうまく引き出そうとされていました。でもある日、いきなりご主人のお姉さんがやって来て、私が弟の世話を見るからあなたはもういい、と言われて追い出されました。ご主人がお姉さんに連絡したのです。

Kさんはそのまま離婚。私はKさんから家族会脱会の電話を受けましたが、自分の無力さが本当に情けなかったです。

アルコール依存症の啓発の重要性は多方面から指摘されていますが、保健師・心理士など援助職の方と話をしていると、ちょっと違うと感じることがあります。

みなさん「家族への啓発」をとても重要視されていて「家族の正しい対応法をいくら伝えてもなかなか実行してもらえない」「だから家族への啓発が重要」と思われているようでした。

援助職のみなさんに見えているシーンと私たちの見ているシーンには違いがあるのだと思いました。どんなに方法を教えられても実行できないことがある。知識を伝えた「その先」を一緒に考えていただければと思っています。

「家族だけではなくまわりの人を含めた啓発」をお願いしたいです。

私が望むこと

家族や周囲の人がイネイブリングをやめる必要があること、回復には自助グループ参加が欠かせないこと、断酒している人に酒を勧めないことを、日本の常識にしたい。

「うつ病の人にがんばれと言わない」みたいに、社会の常識になってほしいです。

薬物　母

保護司だった私が「あっち側の人」になって

みどり

え？　回復があるの!?

保護司の仕事に役立つと思い、薬物家族会に参加しているうち、なんと自分の息子が薬物譲渡の疑いで逮捕されました。不起訴になったのですが、「家族」の立場になったことで多くのことに気づかされました。

　そもそも私が保護司になったのは、PTA活動の延長で「ダメ。ゼッタイ。」を推進している団体に入り、そこで知り合った保護司さんの勧めです。当時、私は何の疑問もなく、「一度薬物を使ってしまえば人生はおしまい。だからダメ。ゼッタイ」と思っていました。その先にある現実も知らず、まして家族の苦しみなど想像もしていませんでした。

　家族に目を向けたのは、薬物事犯者を担当したときです。身元引受人である母親を訪問し、疲弊した姿を目の当たりにして無力さを感じました。知識不足を痛感し、外部の研修会に参加しました。講演をしたダルク（※）施設長さんに「保護司として何をしたらいいでしょう？」と聞くと、母親を家族会につなげるだけでなく、私自身が家族会に参加するのがよいといわれ、月一回の家族会に参加するようになったのです。

　そこで初めて「回復」という言葉を聞いたときは、え？　そうなの？と驚きました。「ダメ。ゼッタイ。」の世界では、「覚せい剤事犯者は治らない」という空気が当たり前のようにありました。でも、実はそうではないとしたら、私たちは「回復」についてもっと知るべきでは？

　自分が感じた違和感を、保護司会や「ダメ。ゼッタイ。」の集まりで話してみました。「使っちゃった後の『あっち側の人』のことまで、考えなくていいんじゃないの？」という意見が大半な一方、「一回使ったらおしまいじゃないんですね？」「だったら私たちは子どもたちに間違ったことを教えているのでは？」と問題意識をもってくれる人も。

予防のあり方を考え直さなければいけないのではないか？　そんなことを考えるようになった頃、息子が薬物譲渡の疑いで逮捕されました。

全国の人に知られた

その日、朝八時前にピンポンが鳴りました。玄関を開けるといきなり捜査令状を差し出され、五人の男性が一気に入ってきました。覚せい剤譲渡の疑いとのこと。一瞬頭が真っ白になりましたが、不思議と冷静でいられたのは、家族会でいろいろ聞いていたからだと思います。これが噂の「ガサ入れ」か！　話に聞くそのままだ、と。

だからショックというより、とうとうこんなことを仕出かしたか！　という息子に対する怒りの方が強かったです。息子は大学生で、「品行方正」とは言いがたいタイプ。ガサ入れ後はそのまま警察署へ連れて行かれました。

それからは、すべてが一変しました。昼前に私の友人から、「ねえ、ネットニュースに出てるんだけど、何かの間違いだよね？」と言われ慌てて見ると、なんと実名で居住区も掲載。年齢の若さが注目されたのか、警察発表もないのに、あっという間に九つのサイトにアップされていたのです。夫が県警に抗議しても、「発表していないはずなのに、申し訳ない」の一点張り。翌日には朝刊に載り、ワイドショーでも放映され呆然としました。

最終的には、成人式に撮った親子写真までネット上に流れる事態になり、ネットの恐ろしさを思い知りました。またある人は「仕事中にラジオで知った。住所を聞いて近くだと思っていたら、お宅の息子さんで頭が真っ白になって手が震えた」と言い、ラジオも怖いと思いました。

結局、息子の尿検査はシロ。譲渡に関しても、先輩から一時預かっただけとのことで、不起訴になりました。けれども、その事実は、ニュースにならなかったのです。

逮捕の情報だけが一人歩きするなか、みんなが私の顔を知っていると思うと怖くて、外に出られなくなりました。買い物も、夜にサングラスとマスクをかけて遠くのスーパーへ行く状態でした。

そこから抜け出せたのは、ある友人の言葉がきっかけでした。「確かにここら辺の人は知っているけど、町全体が知っているわけじゃないし、名前と顔が一致しているわけでもない。堂々としていればいい」と。さらに「知ってて声かけてこない人なんて、友だちをやめればいい。逆にふるいにかけられていいじゃない」と言ってくれ、なるほど、そういう考え方もあるのかと思い少し気持ちが切り替わりました。

思い切って町内会の集まりに顔を出し、「心配かけちゃったね」と言うと、みんな笑顔で迎えてくれまし

※ダルク＝薬物依存からの回復施設。全国各地にある。

た。「覚せい剤なんてびっくりしちゃうよね」「使って暴れてどうのなんて一度もなかったよね」と言われ、心の中で「うん。使ってないし」と思いましたが、「ワイドショーはいい加減だよね」「引っ越すとか言わないでね」とみんな温かく励ましてくれ、ここに住んでいてよかったと思いました。

保護司会の「総意」

それでも家族会では、一年間言えませんでした。保護司なのに、こんなことになってしまったという恥ずかしさに加え、それまでどこか上から目線でいた自分を自覚したこともあったからかもしれません。「薬物問題は親の育て方の問題だ」と漠然と感じていました。自分がその立場になって初めて、偏見の乱暴さに気づかされました。

私を何より傷つけたのは、保護司会や保護観察所の対応でした。

保護司会の会長に呼ばれ、「あなたの処遇は決まっていないが」と前置きしつつ、辞表を書くよう言われました。納得できず保護観察官に相談すると、「私の一存では決められないので上官に」と言われ、上官に話すと「保護司会の総意で決まるから、保護司会に聞いてください」とたらい回し。会長の対応を伝えると「結局はご本人の意思ですから」と言われ、みんな私が辞めるのを待っているんだと感じました。

担当していた保護観察者対象者との面談を禁じられ、会議に参加しても誰も話しかけてくれなくなりました。やがて資格更新の時期になり、会長直々に、保護司会の総意として「辞退してください」。「許してくださらないんですね」と言うと「僕たちが許す、許さないの立場じゃないですが、やっぱりね」と。それでも資格上は問題ないので、「こうなったからこそ、家族の支援もていねいにできると思うんです」と食い下がると、「そんなこと保護司じゃなくてもできますよ」とあしらわれました。こういう人たちが保護司なんだと思うと、心底がっかりしました。

けれどもこれをきっかけに、私は家族会でカミングアウトしました。しばらくは、泣けて泣けて仕方ありませんでした。あの涙は、悔し涙だと思います。社会から、支援をするはずの保護司からも、叩かれ、切られることの怒りと痛み——。これを家族や当事者はずっと抱えていたのだと痛感しました。

それでも今、少しずつではありますが、世間の薬物問題に対する空気が変わってきているのを感じます。今は自分の立ち位置で、できることを探しているところです。

私が望むこと

問題があっても、それを隠さなくていい社会。みんながオープンになれる社会。

ミニ体験　薬物／妹

恐怖と絶望を生み出したのは、虚構のイメージ

M・S

きょうだいの覚せい剤使用を知ったとき、まさか！　とうとう……何で？　と大混乱した。前から危なげな薬を使っていた。でも、覚せい剤まで使うとは思っていなかった。どうしよう。狂ってよだれを垂らして暴れて犯罪者になってしまう！

いつ見たのかも覚えていないドラマを思い出した。覚せい剤を使っている女性が、家族に連れられ山小屋みたいなところにこもり、両手を縄で柱に縛りつけられたまま、髪を振り乱して「禁断症状」に苦しんでいた。ドラマでは、数日後に「禁断症状」が終わった。

あんなふうにすれば何とかなるのか？　でもこもることができる山小屋を知らない。それに、車の免許もない私がどうやって連れていく？　行けたとしても、私一人で面倒みれるのか……？

協力してくれそうな人は、誰も思いつかなかった。こんな大変なこと、誰にも頼めない、いや、絶対に言えない。

もちろん親には相談できない。そもそもこんなことになったのも、私たちを虐待した親のせいだ。私より意志が強いはずのきょうだいが、「もうやめられない」と言う。悲しかった。壊れていく姿を見ながら、恐怖と無力感に打ちのめされ、絶望した。

その後、本人は紆余曲折の末にダルクにつながった。薬物問題からの出口はある——。今はそう信じられる。

改めて思うのは、《覚せい剤やめますか？　人間やめますか？》の呪縛だ。実際はドラマみたいに狂わないし覚せい剤の「禁断症状」なんてない。薬物が体から抜けるときに起きる「離脱症状」は、合法薬物であるアルコールの方がよほどきついのだ。

「覚せい剤だけは別物」「人を狂わせる」「危険」「犯罪者」という偏見を植えつけられていなかったら、私はあれほどの恐怖と絶望を感じなかっただろう。

ギャンブル　母

「親の責任」をめぐって、揺れる気持ち

ローズ

ギャンブル依存症？

息子は現在三十二歳。パチンコに依存し、発達障害の傾向もある。

親として依存症について勉強して「本人の意志が弱いわけではない」「甘えているわけではない」と頭では理解したが、スリップするたび、責める気持ちが出てきてしまう。

世間では「甘やかして育てた親の責任だ」「家族が解決すべき問題だ」と見ているだろう。私自身も長いことそう考えていたし、今もそう思ってしまうときがある——。

息子は小さい頃からゲームが大好きだった。大学時代、ふらっとパチンコ屋に入ったら大当たりしてはまり、バイト代を全部つぎ込むようになった。引き出しに入れていた生活費の封筒がなくなったこともある。

でもそれ以外は、大学卒業まで大きな問題は起こらなかった。

しかし、就職後一ヵ月ほどで出社しなくなっていたことが、半年後に判明。その間、何もなかったかのようにスーツを着て出かけ、ごく普通に帰宅していた。行くところもないからパチンコ屋にいたらしい。

なぜだと問い詰めると、上司のパワハラだという。結局退社することになり、再び就活を始めた。

職安や就職のフェアに行くための交通費を渡すが、寄り道してパチンコ屋へ。人材派遣の研修を受けてマッチングした企業も、すぐに辞めてしまう。そんな息子を、私は「早くきちんと仕事をしなさい」と追い立てた。

私も夫も教育関係の仕事をしているため、問題解決の手立てを考えることが習慣になっていて、息子を子ども扱いして矢継ぎ早に指示してしまうところがある。それに対して息子は見え透いた嘘をつき、結局はパチンコ屋に行く。業者から借金の督促もあり、息子はギャンブル依存症らしいと気づき始めた。

「どうして！」「またかよ！」

散々責められて家に居づらくなった息子は、車で出て行き車上生活を始めた。時々夜中に帰って来てはシャワーを浴び、着替えて再び出ていく。やがてガリガリに痩せて家に戻り、夫と一緒に説得して回復施設へ入所となった。しかし施設で借りたウィークリーマンションから通所するはずが、部屋にひきこもって出てこなくなり、「うちでは預かれません」ということに。発達障害の傾向も指摘され、やっぱりと思った。

その頃には、私自身が限界になっていて、家の中で息子と顔を合わせれば「どうしてちゃんとできないの！」と詰め寄り、きょうだいが止めに入ることもしばしばだった。

そんな私に夫がバトンタッチを申し出てくれ、保健所に相談したり、別の施設を探したりするうち「家から出したほうがよい」「食事などの世話も一切するな」とのアドバイスを受け、実行することに。すでに車は取り上げていたので、自転車で徘徊生活をしていた息子がこっそり戻って箪笥部屋で寝ていたところを、夫がとっつかまえて家の外に出し、私が「方針を変えたから、家から出ていって」と言い渡した。数日後、庭の生け垣の陰でフラフラになって倒れているところを「施設に行くなら助ける」と説得し、入所となった。

三年間施設で暮らし、その後、施設近くのアパートを借りたが、結局は家に戻ってきた。私たちも今度はお金をカギつきの引き出しにしまうなど注意深くなり、本人も自分の家なのに「これ、食べていい？」といちいち伺いを立て、遠慮がちに縮こまっていた。真剣にやり直そうと就職したが、やがて「会社でどうしても必要なお金がある」などと言い出し、スリップ（※）しては仕事を辞めてしまうため、食と住は提供するがお金は一切渡さないと決めた。

その後、自分で見つけた宅配の荷物整理の仕事が続き、家に食費も入れるようになった。しかし貯金ができたところでスリップ。夫も息子の心配をするのに疲れ「またかよ！」と腹立ちをぶつけるようになった。

「会わなきゃよかった」

親族には、ギャンブルの問題で施設に入ったことを話した。回復をして仕事を始めたところまではよかったが、再びどん底の事態になると、お盆や正月にも顔を出しづらい。夫と事前に、「もし聞かれたら、元気でやってる、と言えばいいね」と口裏を合わせ、集まって食事をして少し世間話をしたあたりで、息子の話にならないうちにそそくさと帰る。

さらに気まずいのが、近所のスーパーなどで息子の同級生のお母さんと顔を合わせてしまったときだ。

どうしているかと聞かれて、「東京の方にいます」「元気にしていま

※スリップ＝依存行動が再発すること。

す」などと当たり障りのない説明をしながら、隠しているという後ろめたさを感じる。会わなきゃよかった、と思う。相手が幸せそうだったり、能天気に自慢話をされたり、お盆で孫を連れていて「お宅もそろそろ?」などと言われると、本当にイヤな気分になってくる。

知り合いを見かけたとき、どれぐらい心を許してよい相手か、瞬時にはかることが習慣になった。

助けてもらっていいの?

本人の申し出で、親が金銭管理をすることになった。給料の中から、交通費と弁当代、タバコ代を渡す。しかし三十歳近い息子に対して、こんなことをいつまで続ければいいのか。私たちもほとほと疲れていた。

そこへ再びスリップ、「今度やったら出ていく」という話になっていたこともあり、自分の貯金でアパートを借り、出ていってもらうことにした。しかし一ヵ月で破綻。お金は渡さず食糧だけ渡したりしていたが、やがて電気も止められ、「もうダメ」「死にたい」とラインで繰り返し訴える。無言電話も続いた。

夫とアパートへ行って管理人にカギを開けてもらい、その足で三人で役所へ行って経緯を話し、生活保護を申請した。というのも、夫がまた別の施設へ相談し、世帯分離についてアドバイスを受けていたのだ。

親が二人いるのに生活保護なんてという気持ちがあったが、役所はすぐに対応してくれた。まずは電気が通じるように、そして食糧と病院の紹介も。ワーカーさんは本人に「まずはゆっくりしてください」と言ってくれ、親に代わり息子のサポートをしてくれた。社会から孤立していると思っていたけれど、行政とつながったことで心からホッとした。

今まで借金督促の電話ひとつでもあたふたしてきたが、もう息子の問題で最前線に立たなくていいのだ。

とはいえ、やはり罪悪感を感じてしまう。私も夫も、職場で息子のギャンブル依存症のことについてある程度話しているが、生活保護を受けたことは、話す気持ちになれない。「子どもの問題は親が責任を持つべき」という思考が抜けず、職場にもそういう空気は強い。「私たちがもっと〇〇していれば違ったのでは」「やっぱり親がなんとかすべきなのでは」とあれこれ考えてしまう。

一方、他人の力を借りることで、こんなに世界が広がるのか、という驚きもある。気持ちは、行きつ戻りつしている。

私が望むこと

パチンコ屋が多すぎる。なくなってほしい。
ひきこもりの人や依存症者の事件を責めるテレビ番組に、追い詰められた気持ちになる。人にやさしい社会になってほしい。

4章

〈特別インタビュー〉

高知東生さんが語る
母の自死、隠すしかなかった出自、逮捕、そして今

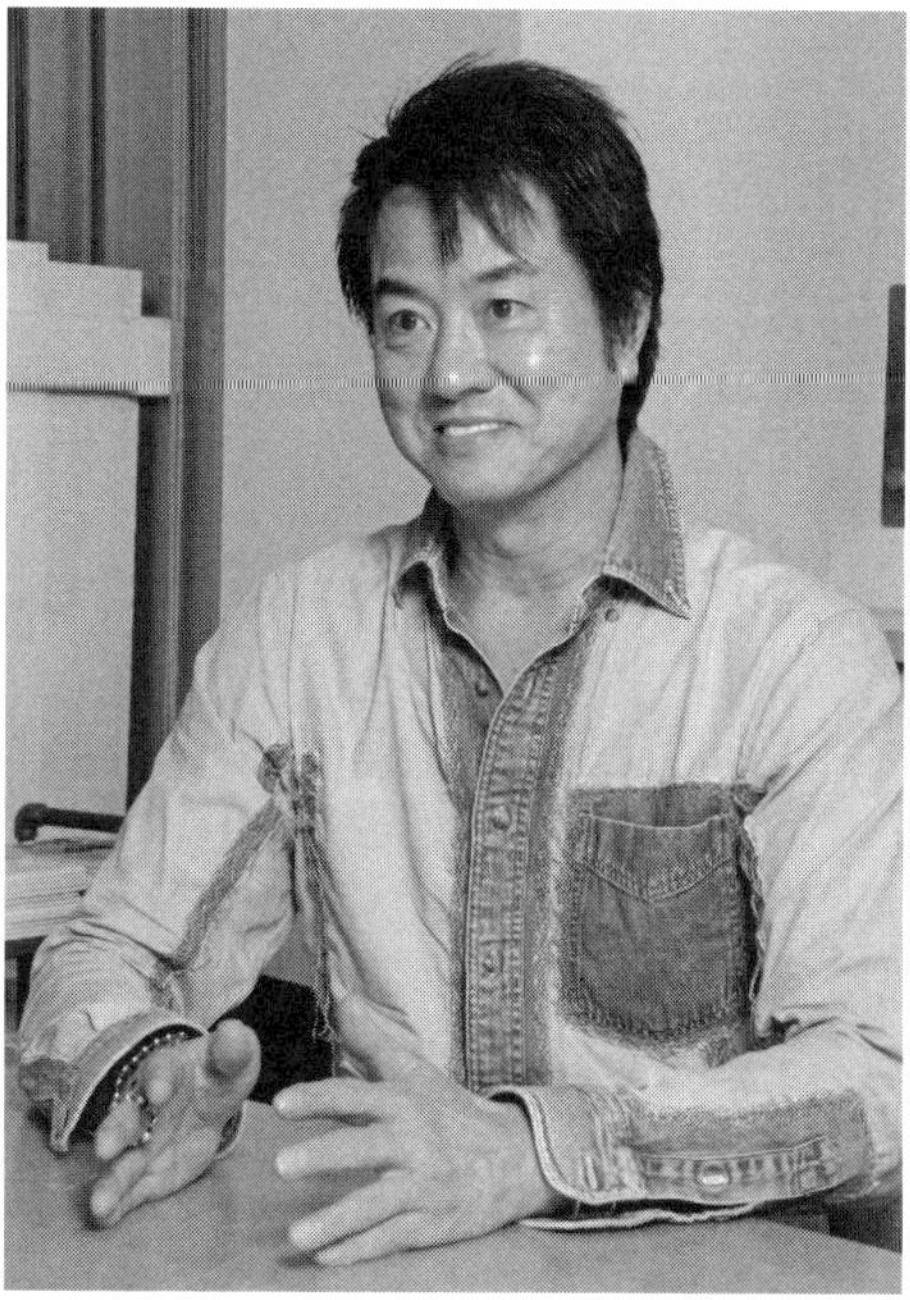

高知 東生（たかち・のぼる）　俳優・タレント

高知県出身。明徳義塾高校を卒業後、19歳で単身上京。さまざまな職を経て、28歳の時に芸能活動を開始。ドラマや映画、バラエティ番組など幅広いジャンルで活躍する。2016年に覚せい剤取締法違反の罪で逮捕され、懲役2年・執行猶予4年の判決を受けた。

2019年「ASK認定依存症予防教育アドバイザー」の試験に合格。YouTube「たかりこチャンネル」にて、田中紀子氏と共に依存症の啓発動画を配信中。

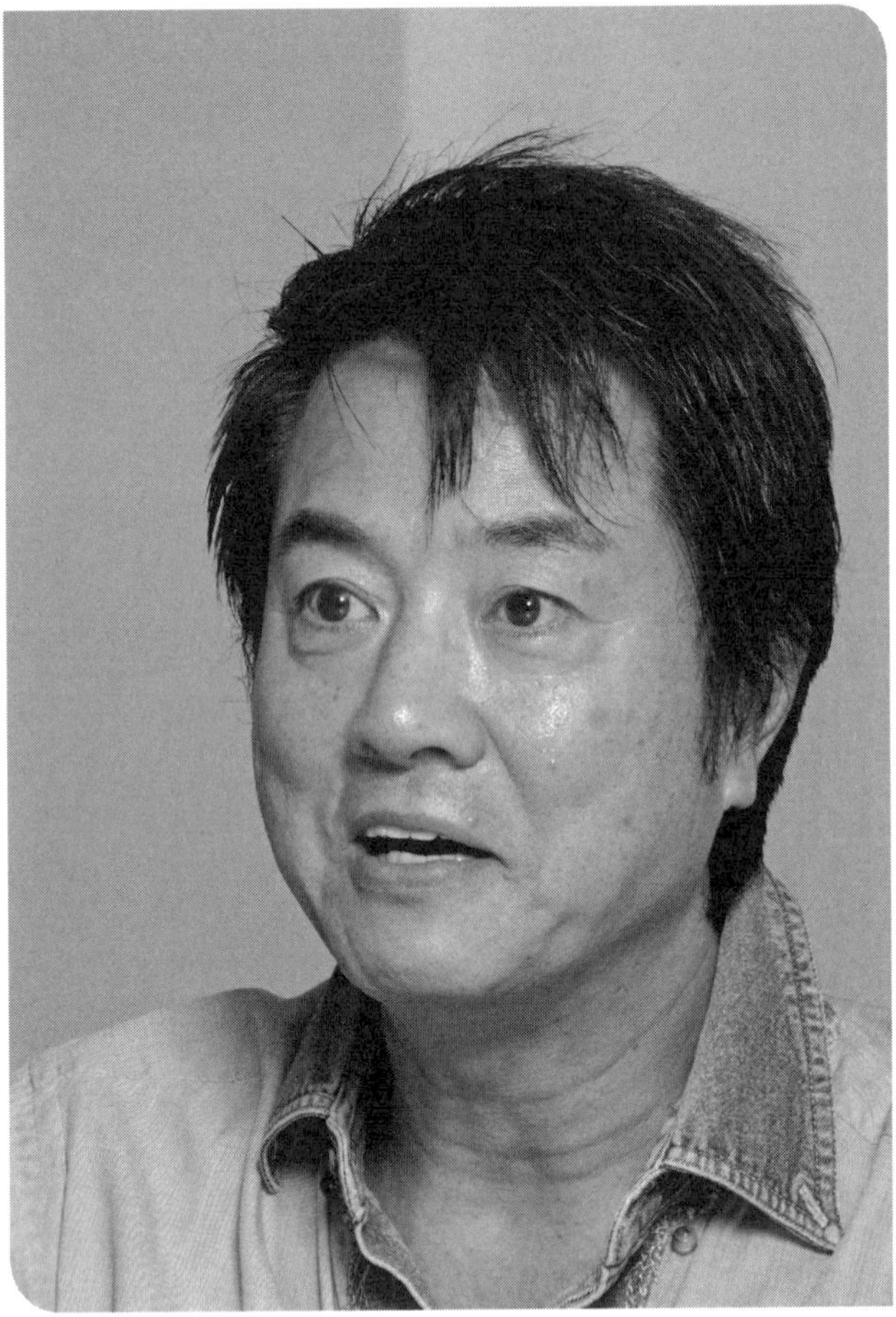

映画やドラマで俳優として活躍した高知東生さん。バラエティ番組にも数多く出演し、人気を博していた。そんな高知さんが、二〇一六年に覚せい剤取締法違反の罪で逮捕され、日本中が大騒動になった。激しいバッシング、妻との離婚、失職し家に引きこもる生活。そこからどう立ち直っていくのか。背景にあった生い立ちから、赤裸々に語ってくれた。

祖母の愛情を受けて育った幼少期

「実は俺、小学校四年の頃まで、お前には父も母もいないって言われて育ったんですよ。ばあちゃんと、親戚の叔父一家の家に住んでて、叔父たちにはあまり歓迎されていなかった。悪気はなかったんだろうけど、その分ばあちゃんが全力で俺に愛情を注いで、一生懸命に育ててくれたんです。あん摩の仕事をしながら。料理はなぜか下手で、まずかったんだけど（笑）、運動会には、鉢巻巻いて走ってくれたし、とにかく優しくて、あったかくて、だから両親がいなくて寂しいなんて、当時は一度も思ったことがありませんでした」

しかし、愛情深い祖母に育てられた少年時代が一変する。ある日、祖母から衝撃的な話を告げられた。

「実は、お前に縁の深い親戚のおばがいると言われました。あぁそう、おばさんがいるのか。どんな人だろうと、子ども心に会いに来るのを楽しみにしていました。家の前に大きい黒塗りの車がやってきて、スーツの男たちと一緒に、真っ白な着物姿の女性が車から降りると、男たちが、パンッと日傘を広げて差し出す。まるで映画のシーンを見ているように美しかったのを、今でも覚えています」

怖い。とっさに高知少年は祖母の後ろに隠れた。言われるがまま車に乗り込み街に出ると、その女性が、ほしいものを何でも買ってくれた。

「野球のグローブも、バットも、誰も持っていないような高級なものを買ってくれる。お腹が空いたら、好物の寿司を腹一杯食べさせてくれた。この人は魔法使いか、天使なんじゃないかっていうくらい何でも願いを叶えてくれた」

親戚だと言われたその女性は、高知さんの実の母親だった。

「ある日、ばあちゃんから、あの人は、あんたのお母ちゃんやと言われて、とっても嬉しかった。俺にもお母ちゃんがおったんやと。でも、明日からお母ちゃんと一緒に住みなさいと言われ、嬉しい反面、ばあちゃんの元を離れる複雑な思いもありました」

高知さんの少年時代はこの時までだったのかもしれない。天使だと思っていた母との暮らしは、全く違うものだった。

母との生活は地獄

母との生活は、地獄のようだったと高知さんは振り返る。母は、任侠の世界に生きる男の愛人だった。正妻が別にいる、俗にいう二号さんだ。

「生活は一変しました。テーブルに金が置いてあって、飯は自分一人で食う。母は、酔っ払って夜中に帰ってきては、タバコ買ってこいって俺を使いに出す。これまでのばあちゃんとの穏やかな生活を思うと、嫌で、寂しくて、ばあちゃんの家に帰ろうと、何度も脱走しました。でも、ばあちゃんの家がわからなくて、その度に警察とか、組の若い衆に捕まって連れ戻されるんです」

学校を休めと言われて、何事かと思うと、キャバレーのような飲み屋に連れて行かれた。そこには、父がいて、他の組の親分連中もいる。

「たまに親父が家に来ると、母はご機嫌をとっていた。それを見るのが嫌で嫌で堪らなかった。でも、子どもは親を変えられない。生きる上での教科書は親。この頃から間違った価値観が植えつけられていったのかもしれない」

喧嘩するとほめられ、酒もタバコも当たり前。唯一母に怒られたのは、女の子を大事にしなかった時くらい。普通という基準が、わからなくなっていった。

それでも、スポーツ万能だった高知さんは、中学校から全寮制の明徳義塾に入り、野球に打ち込んだ。言わずと知れた全国屈指の野球の強豪校で、練習は厳しかったが、母から離れられて正直ホッとした。家に帰るのは休みの日くらい。だが、高知さんが高校生になると、母親の態度が変わっていったという。

「野球部の保護者の方たちが、ご飯を作ってくれて、練習終わりで食べる時があるんです。ある日、いつものように練習していると、部活の連中が見慣れない保護者がいると騒いでいます。よく見ると俺のお袋でした。授業参観にも絶対来ない人だったのに、不思議でしょうがなかった。それから半年くらい、料理を作りに学校に来るようになったんです」

自分の進む道は決まっているのか

その日、野球の練習が終わった高知さんは、寮の消灯前に母親に呼び出され、車の中でこんな会話を交わしたという。

「卒業したら進路はどうする？　進学するか、就職するか、今決めて。お袋は突然、こんな質問をしてきました。今決めてって、どういうことや。そもそも、俺の道なんて、もう決まっているやろ」

正妻の子ではないとはいえ、父親は任侠の男。この環境で育てば、自分も同じ道に進むしかないと、どこか諦めのような気持ちが、高知さんにあった。しかし母の反応は、予想と全く違った。

「それはアカン。任侠だけは絶対にアカンって、お袋は譲りませんでした。びっくりしましたね。お袋は、私には手に職がなかったから、あんたは手に職をつけなさいって、諭すんですよ」

別れ際、母はこんな不思議なことを高知さんに聞いてきた。

「あたし、綺麗かな？」

「バカか、なに言ってんだよ」

ふと、母の方を見ると、泣き笑いの顔だった。その一時間後、母は自ら運転する車で、トンネルの入り口にぶつかって自殺した。

実は半年くらい前から、家の様子がおかしかったのに高知さんは気がついていた。派手だった母の着物やアクセサリーなどが、なくなっているのだ。もしかして、生活が苦しいのか。そんな推測もしたが、自殺の原因は今もわからない。

「自分が、大人になって、今思うのはお袋も寂しかったんだと。どんなに願っても正妻にはなれない哀しさ。親父はお袋が死んだ後、俺を引き取ろうとしてくれたけど、お袋との約束を破ることだけは嫌だった。親父としては、まぁそのうち戻ってくるだろうという気持ちだったのかもしれない。黙って俺を放っておいてくれました。地元の仲間たちは、お袋のことで慰めてくれたけど、当時はそれがつらかった。だったらお袋生き返らせてくれるのか！　と泣きながら喧嘩をしていましたね」

高知さんが、十七歳の時のことだ。

上京して俺は成り上がる！

都会に行って成り上がるしかない。バブルという時代背景もあり、その気持ちはどんどん高まった。振り切るように故郷を離れ、高知さんは東京を目指す。

「時代が時代ですからね。俺も若いし。よし、東京で成り上がってみせるぞ！　と意気込んで上京しました。いい飯食って、いい車乗って、いい女抱いて、それが格好いいと本気で思っていましたから。花の都東京は、見るもの全てが面白くて、刺激的でした。流行のディスコに行ったら、ＶＩＰ席なんてものがあって、それに憧れて、なんとかしてＶＩＰ席の人たちとコネを作ろうと、仲良くなるために、近づいていったんです」

同じように近づいていたのは、薬物への誘惑だった。当時、ディスコでは外国人が大麻を平気で売っていた時代。当然のように高知さんも誘われた。

「田舎にいた時に、シンナーを吸ったこ

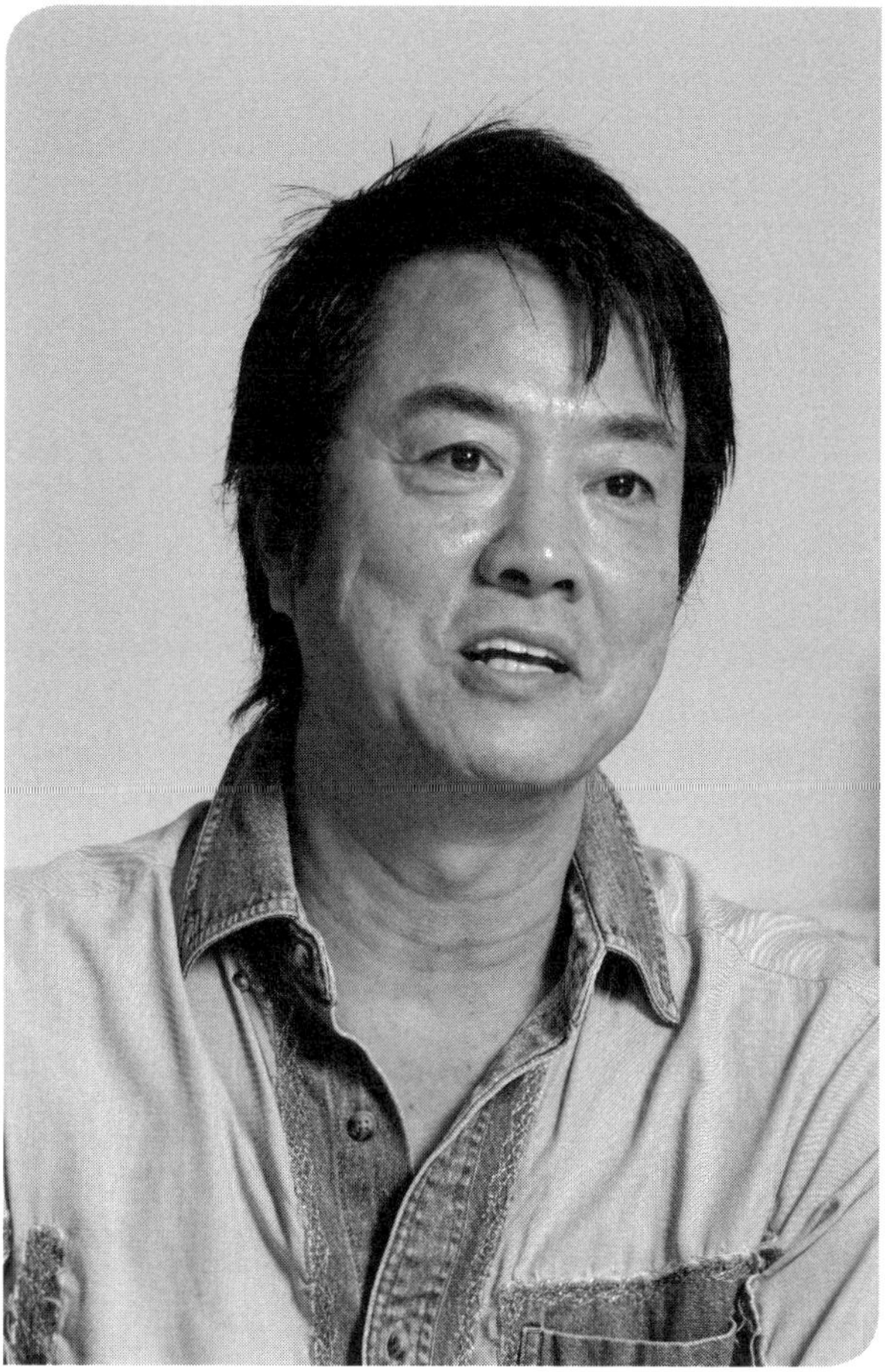

ともあったけど、俺はそんなに好きじゃなかった。任侠の家だったけど、薬物は見たことがなくて、友達より俺の方が知らなかったくらいでした。そんな俺が東京に出て、都会風の綺麗な女から、大麻を勧められる。最高だよ？　やったことない？　なんて言われると、田舎者だと思われたくないから、俺も全然平気だよって顔をして吸ってみる。それが、カッコいいと思っていたんですよね」

田舎で吸っていたシンナーとは、物が全然違う。これが東京かと思った。

「初めて大麻を吸って半年くらいが経った頃、次に出てきたのは、小さなビニール袋に入った氷砂糖のような白い粉。その場にいた誰かから、覚せい剤を勧められました。お酒も入っていたし、くわしいことは覚えてないんだけど、成功したくて、認められたくて、ようやく入ったコミュニティの中で、それを断わるという選択肢はなかったんです。学もないし、専門分野もない。ただ、金を稼ぐことだけ考えて都会に出てきた自分にとって、薬物を使うことの良し悪しなんて、どうでもよかった」

祖母の愛情を受けた生活が一変した少年時代。激動の暮らしを経て、実の母は自ら命を絶った。どこか歪んでいるようにも見える高知さんの承認欲求は、ただ人から愛されたい一心だったのかもしれない。

隠さなきゃいけない自分の出自

覚せい剤を使っても、普通に仕事はできた。アパレル、映像会社、さまざまな

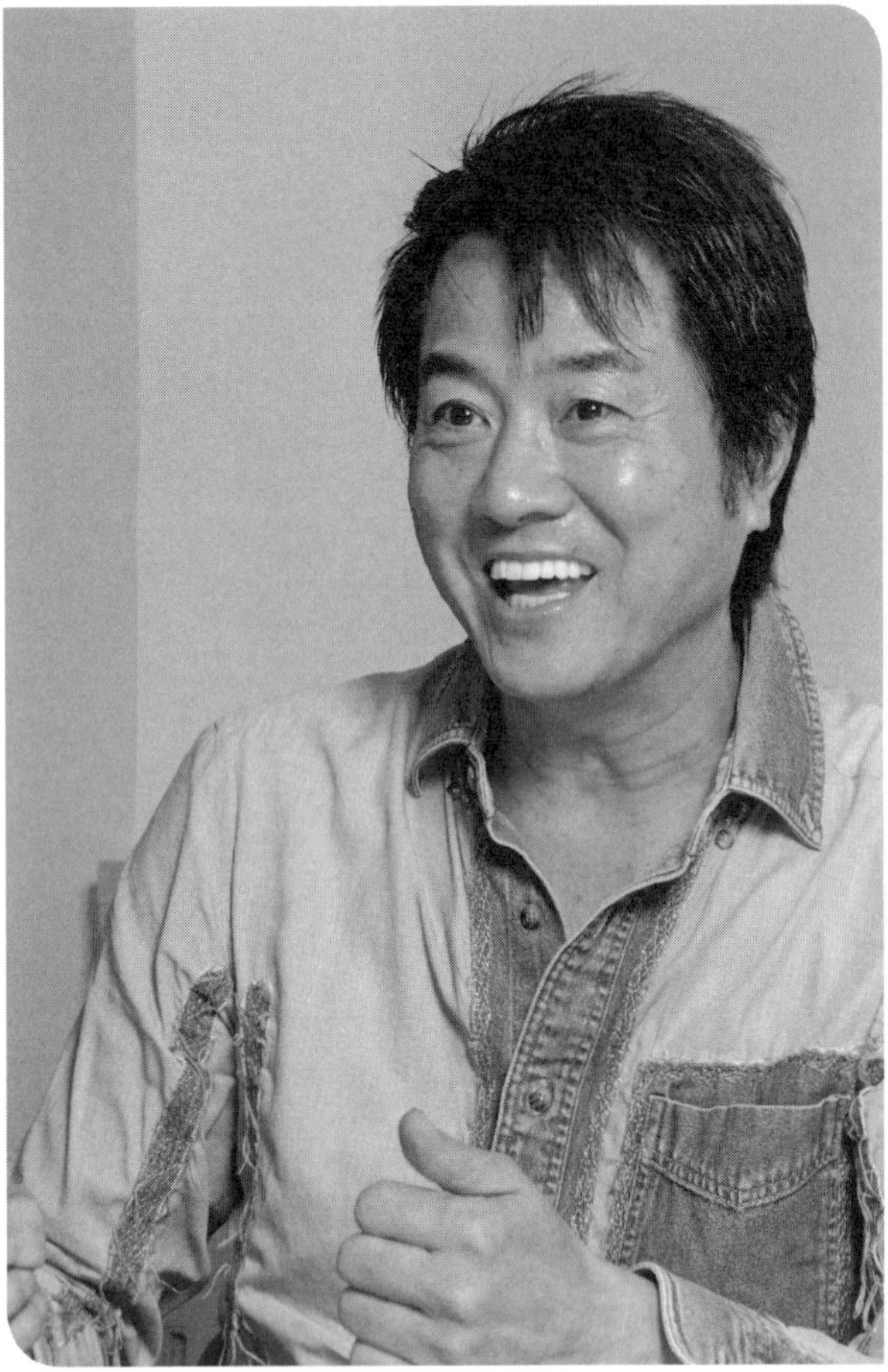

業界で必死に働いた。そんな高知さんが、芸能界でデビューしたのは二十八歳の時だった。

「俺の出自について、全部知っていたのは、事務所の社長だけ。最初に全部話したら、それは隠そうかということになりました。でもたとえば、テレビや新聞の取材で自分の家族の話をする機会も出てくる。そこで、毎回嘘をつかなくちゃいけない。しかも人気が出れば出るほど、言い出しにくくなる。そういう嘘の積み重ねって、意外にしんどいんです。バレたらどうしよう、なんて怖さはそんなに無かったけど、元嫁さんも芸能人だったから、それを守らなきゃいけないという意識は、強くありました」

ネットの掲示板などをみると高知さんの実家のことが書き込みされている。嗅ぎつけた記者が、「黒い疑惑」と面白おかしく記事にすることもあった。どこまでも家族のことがついてくるのが、つらかった。

ディスコには行かなくなったが、たまのご褒美のような息抜きとして薬物は使い続けていた。しかし、逮捕される一年くらい前から、回数が増えていく。その自覚はあったものの、止めることができなくなっていた。

「それまで、半年に一度くらいの頻度で使っていたけど、最後の方は、月一回のペースになっていたんです。使用をコントロールできると思っていたけど、どんどんサイクルが短くなっていく。一緒に使っていた女性に、もう薬はやめようと言ったこともありました。でも、これだけ大きな秘密を共有している相手に、強く言うことはできなかった」

二〇一六年六月、高知さんは覚せい剤取締法違反の罪で、逮捕された。

逮捕で何もかも失う

女性と使っていたホテルに、麻薬取締官が踏み込んできた。捕まったら大変なことになるとわかっていても、やめられなくなっていたので、ホッとした気持ちがあったくらいだった。取締官に対して、「ありがとう」という言葉が自然と口に出た。これで、ようやく薬物がやめられる。だが、留置場から出た高知さんを待っていたのは、マスコミからの壮絶なバッシングだった。

「あそこまで、叩かれたら、もう死んじゃおうかなと、本気で思いました。留置場から出て、女房と電話で話してから、役者仲間たちにも謝ろうとして電話したけど全部ブロックされていて。仕方のないことだけど、やっぱりつらかった。どんな親でもいい。バカな兄弟でもいい。本当の身内が一人でもいてくれたらなと思いました。ゴメンって謝れる人が俺には一人もいない。本当に泣いたのは、そのことです。あの時ほど、寂しかったことはない」

妻とは離婚し、仕事も家庭も失った高知さんは、当然のように家に引きこもるようになる。支えてくれる友人もいて、食事を運んでくれたり、外に連れて行ってくれたりもしたが、周りの目が気になって、気分は晴れなかった。

麻薬取締官が、松本俊彦医師を紹介してくれたおかげで、医療機関にはつながっていたが、人との関わりは極力避けるようになっていた。

差し伸べられた救いの手

そんな高知さんに転機が訪れたのは、「ギャンブル依存症問題を考える会」の田中紀子代表との出会いだった。

「一年間は、ほとんど家を出ることができなかったですね。マスコミに付きまとわれるし、外に出るのが怖かった。ある日、田中さんの方から、一度お会いしませんか？　とメッセージが来たんです。その頃、誰も信じられない人間不信の時期で、どんな人だろうという疑いが強かった。けど、逮捕された時に、あれだけ叩かれた中で、一つだけ、俺のことを応援してくれた記事があったのを覚えていたんです。それが、田中さんの書いた記事だったんですよ。だから、意を決して、会ってみることにしました」

その選択は間違っていなかった。これまで定期的な通院はしていても、有名人ということもあり、自助グループのミーティングに足を運ぶことはなかった。匿名であっても、知らない相手にどこでどう話されてしまうかわからない恐ろしさもあった。そんな高知さんに、田中さんは依存症から回復する大勢の仲間たちとつながるチャンスをくれたのだ。

自分と同じ仲間に出会って

田中さんに誘われて、初めて依存症の回復施設に見学に行ってみた。そこには、自分と同じように薬物の問題を抱えた仲間が大勢いた。逮捕経験者も一人や二人じゃない。でも、何より驚いたのは、自分と同じように生きづらさを抱えている人たちばかりだったことだった。

「自助グループのミーティングに参加したり、12ステッププログラムに取り組んだりして、ようやく自分の家族のことを人に言えるようになりました。しんどかったけど、ずっと隠していたことを喋れるようになって、もの凄く楽になったんです。本当のありのままの自分でいいんだって。そして、気がついたのは、やっぱり俺は、世間の普通と根本から違っていたということ。人生観もズレていたんだと思う。だから、薬物がカッコいいと思っていたし、抵抗もなかった。やっちゃいけないことの反省はするべき。でも、反省の底をついたらそこから立ち直って、次に行くべきだと、ようやく思えるようになりました」

予防教育アドバイザーとして

高知さんは、ＡＳＫ認定の依存症予防教育アドバイザーの資格を取得した。二日間の講義とワークショップ、試験を経て、見事合格することができた。

「逮捕される前の俺は、依存症のことを知らなかったから、薬物事件で何度も逮捕される人のことを心の中で非難していた。この人、傷んでるなと。でも、そういう解釈はダメなんだと、いろいろなことを勉強してわかりました。だって、自分でやめられない病気なんだもん。自分は、逮捕されてから、薬をやめていました。でも、大きなストレスがかかるようになったら、どうなるか。そんなことを考えて、再発が怖くて心のどこかでビクビクしていた。でも、そこに目を向けるのではなく、病気だと自覚して回復していく。人生を楽しもうと思えるようになりました。自身の薬物体験だけではなく、回復の素晴らしさを、これから俺は伝えていきたい」

二〇一九年の夏、高知県で開催された依存症予防啓発イベントに高知さんは参加し、自分の体験談を話した。そこで、今まで決して触れてこなかった家のことも、赤裸々に語っている。

逮捕後、故郷になかなか帰ることができなかった。「高知」を名乗る身が恥ずかしくて、顔向けできない。故郷の人にどのように思われているのか、堪らなく怖かった。しかし、蓋を開けてみれば、参加申し込みが殺到し、急遽大きい会場に変更したほど。大勢の人が高知さんの復活を待っていた。

生まれた家を嫌い、成り上がりを目指して飛び出した故郷。成功も収めたが、人生のどん底も経験した。

「朝起きて、ばあちゃんとお袋の写真に水を置いて、手を合わせる。昔は大嫌いだったけど、今はもう好きしかない。愛しているとしか言えないんですよ。命をもらった人たちに、これから俺がどう楽しく生きて、ケジメをつけるか。残りの人生歩いていきたいと思います」

（取材・文　編集部　塚本堅一）

5章

【当事者の体験】
性的マイノリティ・うつ・ひきこもり・性被害…

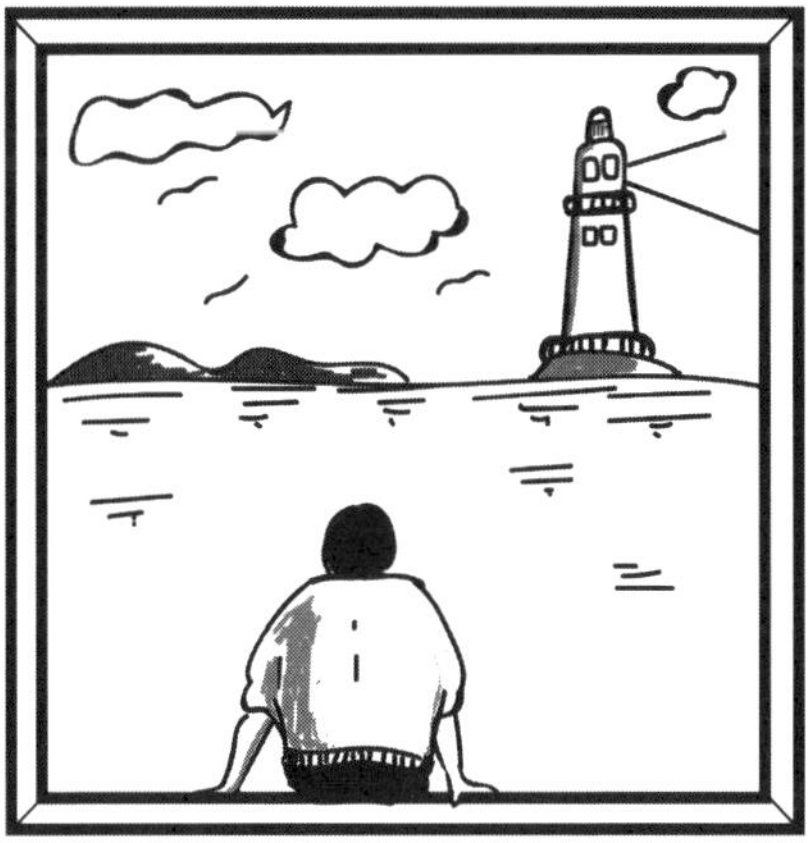

少数者（マイノリティ）への、誤解と差別。
レッテルを貼られ、心を引き裂かれた。
感じて、言葉にして、そして行動へ。
——５人の手記。

寄稿

私の中で別々にある事ではなく、同時にある事の分断＝スティグマ

倉田めば

自分が傷つけられたことは見ずに自分が傷つけたことを見るプログラム

ＡＡやＮＡなどの中心ドグマである12ステップでは、自分が傷つけられたことは見ずに、自分が傷つけたことを見る。責任転嫁は依存症者の得意とするところ。自らの薬物使用、アルコール使用を人のせい、社会のせいにしてばかりいると、自分が人や社会に与えた迷惑から目を逸らし、自分自身への振り返りに支障をきたす。

だから、自分がしたことだけに焦点を当てて、棚卸をし、埋め合わせをしようというプログラムだ。自己懲罰的といえばそうなのだが、自分が傷つけたり迷惑をかけたことだけを見るというのは、実にシンプルで、戦いたい気持ちを手放し、心の平安をもたらす。

長年、私もこのやり方に慣れ親しんできた。

スティグマに凍りついた演台

一九九八年一月、大阪堺市の路上で十九歳のシンナー中毒の少年が、女子高生と五歳の女児とその母親をシンナーを吸って幻覚状態で刺すという通り魔事件が起きた。五歳の女児は死亡。女子高生と母親は重傷を負った。

たまたまこの事件の直後、大阪で保護司会の研修会があり、大阪ダルクという薬物依存症の回復施設で仕事をしている私が講師を務めることになった。私自身シンナーの依存症だったこともあり、自分の体験を話した後、この事件についても触れ、事件を起こした少年の回復を願っているというコメントを述べたところ、一人の年配の保護司さんから「被害にあった人の気持ちはどうなるんや」というような発言があり、他の保護司さんも賛同したように頷く姿が壇上から見えた。

私は演台で凍りついた。

これが世間だ。薬物依存者へのスティグマだ。一括りにされる「シンナー」。

これがもし、お酒に酔っ払った上で、人を殺めてしまった（実際にはありがちな話だが）場合ならどうだろう？　酒場で酒を酌み交わしながら、人々はTVニュースを観、自分たちが口にしているお酒と、殺人犯の体に入ったお酒が同じものだという考えに及ぶことはまずないのだろう。

私は薬物を使ってきた過去を否定しない。そうしないと、今、薬物を使わないで生きている自分を肯定できないからだ。

それに、薬物を使ったことを後悔したことは一度もない。薬物を使うことよりも、後悔することの方が時間の無駄だから。

それからしばらくの間、講演の仕事が来ても断わり続けた。怖かったのだ。

私は、薬物依存者への偏見やスティグマについて、注意深く見つめるようになった。

スティグマはわが身に降りかかってくる。いや、もっと以前から、薬物を使っていた頃から、スティグマは私に侵入し、助けを求めようと思ってもそれすらできない状況に追いやられていたのではなかったか。

自分からおかしくなっていると言われること

薬物嗜癖という病名で初めて精神科病院に入院した時のこと。体からシンナーや鎮痛剤も一通り抜けて、他の入院患者と娯楽室で少し会話もできるようになってきた。

「なんで入院してきたの？」と聞かれ、少しためらった後「シンナーとか鎮痛剤の乱用で」と答えるとびっくりするような言葉が返ってきた。

「自分たちは、なりたくて精神病になったのではない。それなのにあんたは、自分からおかしくなるようなものをやって入院してきたんやな」

自分からおかしくなる……自分からおかしくなる……自分からおかしくなる……自分からおかしくなる……このフレーズは私の中で内的スティグマとして刷り込まれた。そうだ、私はいつだって自分からわざわざおかしくなるのだ。恥の意識でいっぱいになり、自嘲気味になる。

再び、自分からおかしくなる

（自分からおかしくなる）

薬物を使わない生活が十年以上経って、再びこの言葉が頭の中で何度もリフレインされて鳴り響き出したのは、女装を始めた頃のことだった。すでに結婚もして、パートナーの実家で生活していた時期でもあり、そんな私が女装などしていいのかというためらいや罪悪感もあったが、一旦し始めるとアディクトの私にコントロールが効くわけなどない。

トランスジェンダーという言葉の響きが人口に膾炙《かいしゃ》しだした昨今のことではない。トランスジェンダーに対して最も否定的だったのは己自身でもあった。性別を踏み越えることへの強い憧れと欲望の前には、乗り越えられそうもない高い壁が立ちはだかっていたからだ。スティグマである。

壁を一つずつ乗り越えていったのは、鏡の中の自分の姿だった。単なるナルシストだと言われても仕方ないが、メイクをしていろいろポーズをとってみると、そこにはなりたい私がいた。レディースの下着や洋服は、柔らかくて肌に心地よかったし、化粧品の薄い香りを嗅ぐだけで幸せな気分になった。

十代の頃、死んでもいいと思って薬物を始めた時のように、「再び」私は一線を踏み越えようとしていた。自分の大切な愛する人たちを裏切るのか、それとも自分を裏切るのか。

二者択一の決断を前に、不安な日々が連綿と続いていた。今日一日などあるもんか。トランスしていくには具体的にやることが山ほどあった。パートタイム女装からフルタイム女装へ、女性ホルモンの摂取も始め、声を高くする手術も受けた。トイレや更衣室も女性用しか使うことはない。ただ、戸籍は相変わらず男性なので、社会的に完全に女性として埋没して生きていくのは困難で、しばしばスティグマにさらされる。

昨年夏、お茶の水女子大学がMTF（Male to Female）のトランスジェンダー女性の学生を受け入れることを発表してから、女性用に充てられたトイレや更衣室などをトランス女性が利用することに対する反発が、ツイッターなどにおいて数多く見られるようになってきた。

今年に入ってからは、さらにトランス女性に対する排除、差別発言の過激さが増していて、トランス女性の不安を煽っている。これほどまでに日本でトランス女性への偏見があからさまに拡がったのは前代未聞と言えるのではないだろうか。

スティグマの多重性

それでは、薬物依存でトランスジェンダーであることのスティグマの多重性とはなんだろうか？　どんな問題が見え隠れしているのだろうか？

そもそもアディクションとセクシュアリティは、個人の深いところで影響を及ぼしあっている。時に複雑に絡み合い感情の前線を刺激し合う。セクシュアリティに起因する生きる苦しみみたいなものが、アディクションという症状として出現することは容易に想像できる。

　私自身、十七、八歳の時に女性ホルモンを摂取する機会を得ていたら、あそこまで薬物に依存していかなかったと思う。それくらい女性ホルモンは私の心にも効いたのだ。

　現在、薬物依存者であるというアイデンティティとトランス女性であるというアイデンティティは私の中で一つに融合し、自然な暮らしを送ることができている。

アディクトでトランスジェンダーである事。

それは、私の中で別々にある事ではなく、同時にある事である。

　しかし、トランスし始めた二十五年ほど前は、分断されていた。

　トランスジェンダーのセルフヘルプグループに通い始めた。薬物依存のセルフヘルプグループでは、シェアできないことが多くある。こうして初めて、アディクションとトランスジェンダーが別々のところで語られるようになった。

　こうした分断の中から、スティグマの物語はそれぞれ語られていった。薬物依存の回復者コミュニティにいるとトランスジェンダーの被るスティグマが際立って意識されるし、トランスジェンダーのグループにいるとヤク中の私が受けたスティグマを無意識のうちに誇張しようとする。

　問題は、私が分断されることによって、それぞれのスティグマが強化されることだ。薬物の再使用のリスクを高め、トランスジェンダーとしての孤立感、疎外感を高めるという負のスパイラル。

　もう一度、強調しておく。

　複数のアイデンティティは、別々にある事ではなく、人の中で同時にある事である。

例えば、ある人がアディクトであり、ゲイであり、ＨＩＶ陽性者であることは、三つのアイデンティティであり一人の人間の中に絡まり、溶け合い同居している。三つのアイデンティティは三つのスティグマでもある。

　しかし支援の場面では、それぞれの問題を独立して扱わざるを得ない。ゆえに強化され、分断されたスティグマは、悪い影響を与えあい、回復を遅らせる可能性があるのではないか。

　全人的な関わり、支援をと願うばかりである。

　私はひとりだ。アイデンティティがいくつあろうと私は私なのだ。

うつ

働かざる者、食うべからずという論理

くをん

まず初めに、僕はACである。

小・中学校といじめを受け、高校でパニック障害を発症、その後にうつ病の診断、今に至るまで寛解していない。ましてや僕は就職氷河期世代である。アルバイトを転々とし、正社員として働いた経験がない。現在は失業中だ。両親との生活は何かとストレスが多い。

＊

親からすれば、世間から優秀とか普通と見なされない僕の現状は、耐え難いのだろう。あたかも医者と僕が共謀して、うつ病という存在しない病気を偽装しているかのような口ぶりである。その心の奥には「親の育て方のせいで、子どもがこうなった」と、いつか世間に責められるという不安があるのかもしれない。

＊

十年ほど前、思い切って求職サイトのエントリーシートに「うつ病をわずらい、回復中」と書いてみた。正直は美徳だと、思っていたのだ。

応答ゼロ。そこで小規模店などに電話で応募すると「うちでは、そういう人は雇えない」「接客業だから、うつ病の人は困る」と言われた。

病気を伏せて応募し、採用された職場でバイトしていた時に、通院のためシフトを考慮してほしいと上司に申し出たところ、「何の病気?」と聞かれ、うつ病と答えたら、即座に広まり、周囲の態度が変わった。「あの人は病んでるから、と○○さんが言って回っている」と、親切なのか嫌がらせなのか、わざわざ教えてくれた人もいた。

＊

僕にとって、LGBTの人たちの存在はまぶしい。自分たちを世の中に受け入れてもらおうと、身体を張って社会に打って出て、制度を変える努力をしている。パレードや、テレビの「おねえタレント」だって立派な啓発活動かもしれない。

いっそ誰か「うつ病まっさかり」を打ち出してタレント活動ができな

いものか。さすがに難しいか……。

*

僕自身の中にも、劣等感はある。周囲を意識して、卑屈になってしまう。障害者枠での就労、自立支援医療の制度の利用、障害年金の受給などについて、自分は無駄な存在、という疎外感を感じてしまう。

*

初めて障害年金をもらう際、担当者が必要書類を間違えた。以前かかっていた病院の診断書をもらうために一万円かかったが、次に応対した職員は「通院証明だけでよかったのに」と言う。前回の職員と目があったので、席を立って謝りに来てくれるのかと思ったら、こちらを見て薄笑いを浮かべたのだった。

思い込みもあるかもしれないが、役所でも、医療機関でも、差別されていると感じることが頻繁にある。

こうした力関係は、デイケアの世界にも存在した。そこでは往々にして、症状の重い者が一番強いという、逆のマウンティング現象が起きる。

*

ネット上では、「不正に得をしている」と思われる人を叩く風潮が目立つ。ぜいたくな生活、不倫、不正献金……。人々は近頃、自分が損をしていて他人がズルをしていると感じやすくなっているのか。攻撃することへの担保として、被害者意識があるように思う。その延長線上に、障害年金や生活保護といった最低限（にも及ばないが）の生活保障に対し「働いていないのに、お金をもらって得をしている」という視線が向けられていると感じてしまう。

*

働かざる者食うべからずという論理は、少なからず優越感を伴った差別を生む。それならば、皆一律で受けられるサービスがあればよい。全員に同じ額を支給する「ベーシックインカム」などで福祉の境界線がぼやければ、生きやすいかなと思う。

*

カウンセリングで「夢は何ですか？」と訊かれたりするが、足元がぐらついていては、夢を見ることさえできない。まず生活基盤をどうすればいいのか。安心して暮らせる現実がほしい。

*

皆が同質性を求める。日本企業の没落も、多様性を拒み、一度でも「失敗」の烙印を押された人を受け入れない社会が招いた、当然の帰結なのではないかと思ってしまう。

でも、そうやって切り捨ててきた部分にこそ、先の見えない時代に新しい道を拓くヒントがあるのかもしれない。

私が望むこと

まずは安心して暮らせること。できればベーシックインカムのような制度が実現し、「福祉」の境界線がぼやけたらいいなと思う。

ひきこもり

レッテルを貼らずに、一人一人を見てほしい

たま

「あの人は当事者だから」

大学卒業後、知的障害者のホームに勤務しましたが、人間関係がうまくいかないことなどで調子を崩してしまい、離職しました。就活がうまくいかなかったことから、その後、約十年間にわたってひきこもり状態になりました。

外に出てから、精神障害者の作業所にパート勤務するなどしてお金をため、社会福祉士と精神保健福祉士の資格をとりました。

その養成校で、教員が「こういう資格をとろうとする人は、みんなメンタルの問題を持っている」と冗談交じりで話していましたが、メンタルの問題、とひとくくりにされたことに私は違和感をおぼえました。

援助の現場でも、こうした違和感にしばしば直面します。たとえば、生活困窮者の相談員をしていたときに、ひきこもりの人に関して決めつけてかかる専門家のやり方に疑問を感じました。アウトリーチは大切ですが、全部をその流れに当てはめて前のめりになり、当事者を傷つける結果になることも多かったように思います。

ドアを開けようとしない子どもに「職員の方がせっかく来てくださったのに！」と大声で叱責し、だんだん興奮して怒鳴り始める親……。私は「どうぞ叱らないでください。私たち、ご本人に会えないことには慣れていますから」と親をなだめるので精いっぱいでした。

援助者の会話で、「あの人は（資格をとったけれど）当事者だから」「あの人はピアだから」といった言葉も耳にしました。あからさまな差別はないにしても、心のどこかでレッテルを貼っているのを感じます。上司からは「あなたは、結婚したことがないからわからない」「舅姑の苦労を知らないから……」といった言葉をかけられたこともあり、こうした

職場の中で、私のひきこもり歴や原家族のことなどは間違っても話す気持ちになれませんでした。

「死にたい」「外に出たい」

いやいや、他人がどうこうではなく、自分の回復です！

私は子ども時代、母親による暴言と暴力を受けていました。父はほとんど存在感がありませんでした。

私が二十代後半でひきこもってしまったため、母から「早く外に出て働け！」「さっさと嫁に行け！」と激しく叱責され、幼いころの恐怖体験がフラッシュバックしました。

ひきこもって家から出られず、夜中に冷蔵庫の中のものをあさって食いつなぐ日々。罪悪感と葛藤をひたすらためこみながら、頭だけは高速で回転していました。外に出るチャンスを何通りも繰り返しシミュレーションしていました。

死にたい。外に出たい。その両極端を行き来していました。

外へ踏み出す第一のきっかけは、心療内科で『Ｂｅ！』に出会ったことです。機能不全家族、ＡＣ、虐待などの概念を知り、私に起きたことに名前がつきました。

アスクのセミナーに参加し、自助グループＥＡ（※）につながりました。そこには、私と同じようにひきこもっている人や、虐待を受けて育った人もいて、この仲間と出会うことで私自身の中にあった偏見や恥が少しずつ小さくなっていきました。仲間たちは、決して世間で言われるように（そして私自身もそう思っていたように）「軟弱」でも「甘えている」のでも「世間知らず」なのでもなく、感受性が高くて、忍耐力のある人たちでした。

第二のきっかけは、妹の死です。

私は死にたいと思っていた。でも三歳下の妹は不治の病に侵され、生きたくても生きられなかった……。そのことを思ったとき、もう一度社会に出ようと決めたのです。

それでも現実は厳しいです。

念願の資格を得て就職した障害者のホームでは、唯一の有資格者としての重圧に加え、法律上グレーゾーンな手続きを強いられること、上司との関係がうまくいかないことなどで、離職を決めました。

私の自尊心・自己肯定感は相変わらず低くて、三つ子の魂百までといわれるように、生育過程で欠けてしまったものがあるのかも、と思ったりします。その一方、自尊心だって筋肉のように、常に自分で意識すれば育てられるのではないか、とも思います。育てていきたいです。

私が望むこと

人は十人十色。
「問題」でレッテルを貼らずに、一人一人を見るような関係が、さまざまな場でつくれたらいいなと思う。

※EA→112ページ

「話していい」「恥ずかしくない」と伝えたい

モモ

笑わないといけないのか

曽祖父はアルコール依存症だったと思う。祖父は面前DVの中で育ったAC、そして父もアルコールに依存している。しかし私の家では、こうしたことが笑いのネタとして扱われていた。父いわく「おじいちゃんは一升瓶を抱えながら学校の授業をしていた」とか「給料をおじいちゃんがもつとお酒に消えて、おばあちゃんがもてば生活費になった」。

その孫である父の失敗談も、同じように笑い話となる。酔って部屋の壁におしっこをかけた、などだ。

曽祖父の代から続く、酒を飲んで暴れ、妻を罵倒し、翌日には何もなかったかのように出かけて社会的な役割を担っている、という暮らし。

その中で母の怒りや悲しみは置きざりとなる。母自身が家のルールに従って、父の失敗を「ありえないよねー」と冗談めかして話すが、自分が夜中に怒鳴られたり、互いに罵り合ったことは、笑い話どころか話題にもしたことがない。

小さな子どもの私は、大人が笑い話にしていることを、自分も笑うべきなのだと思いながら、わからなかった。両親の喧嘩が始まると、妹の耳をふさいで別の部屋へ避難する。喧嘩の仲裁にも入った。両親から怒鳴られて傷つくのは私。それでも、喧嘩してほしくなかった。

痛みに気づく

精神保健福祉士の試験勉強をしているとき、自分のパーソナリティ特性に気づき、この生きづらさはなんだろうと思った。白黒思考、一人でいるのが不安、異性への依存傾向、性的な自傷傾向……。

私は精神障害者を支援する職に就いたが、アルコールの分野で仕事をしていた援助者仲間を通じて、依存症やAC、世代連鎖、そしてASK

のことを教えてもらった。

子どもの私は両親の喧嘩が「こわかった」のだと、その頃やっと気づいた。自分の中にあった悲しみ、くやしさ、痛みにも気づいた。

結婚、出産後に、夫から性的なDVを受けた。眠っている間に性行為をされ、最後に目が覚めて恐怖を感じた。それから夫との性行為ができなくなった。

離婚を考えたが、「裁判になるぞ」「子どもの親権は渡さない」と言われ、あきらめた。夫は子どもの父親としてはきちんと役割を果たしているし、私自身もかつてと違い、「自分さえ我慢すれば」という自己犠牲の気持ちは消えたので、世間でいう家族の形とは違っても、こういう「生活共同体」もありかと思う。

「私も、めっちゃ盗まれた」

この選択には、別の恐怖体験もからんでいる。下着泥棒だ。物音に気づいた夫が通報し、犯人は現行犯逮捕された。

犯人の自供によると、歩いている私を何度か見かけて住所を特定し、柵をよじ登って敷地内に侵入を繰り返していたという。

このことを女性の友人に話すと、「いやらしい下着でも干してたんでしょ」と言われた。やっぱり私が悪いと思われるんだ……。

別の友人は「あー、私もあるよ！　下着めっちゃ盗まれた」と笑った。このぐらいのことで騒いではいけないのか……。

一週間たってやっと、自分が震え上がるほどこわがっていること、誰かに「こわかったね」と言ってほしかったことに気づいた。信頼できる援助職に話し、ケアしてもらった。

もっと早く学べるように

現在私はスクールソーシャルワーカーをしている。

奨学金をめぐる話を聞いていくうち母親がパチンコに依存していることがわかったり、家族の飲酒問題で悩む学生もいる。親に認めてもらえないという男子、ストーキング被害を受けている女子……。

「私も、こういう経験があるけど」と自己開示することで学生が語り始めることも多い。

私自身は、援助職としての専門知識を学ぶ過程で初めて、「困っている」「つらい」「助けて」と言ってよいことを知った。学生たちに、話していいんだよ、恥ずかしくないよ、あなたのせいではないよ、ということを伝えていきたい。

私が望むこと

小学生のときから「助けを求める方法」を学べたらいい。SOSを出していいこと、誰にどうSOSを出せばよいかを、子どもたちに知ってほしい。

薬物

HIV感染は「自業自得」と言われて

青林檎

両親へのカミングアウト

私は九月現在、アルコールはソーバー一八ヵ月、覚せい剤はクリーン二〇ヵ月です。

十九歳の時に、SNSを通してゲイ・コミュニティと出会いました。それまでは周囲にゲイの友だちがいなくて寂しかったので、やっと見つけたという思いでした。

そこで知り合った相手の中に薬物を使う人がいて、セックスドラッグとして、危険ドラッグ（当時は合法ドラッグ）や覚せい剤を経験しました。ほとんどが年上の相手だったため、薬の影響下で性的暴行を受けるなど、今思えばかなり怖い体験もしました。しかし当時は、薬でそうした痛みをごまかしていました。

そのうちに自分から「薬を持っている人と性的関係を持つ」という、逆転が起きました。さまざまな感染症のリスクがあることは知っていましたが、薬を使っていると、リスクをリスクとも思わなくなるのです。

HIV陽性とわかったのは二十四歳、大学三年生の時でした。

治療費に関する申請など、行政の手続きも必要になるため、両親に打ち明けました。それまでは、ゲイであることが親にばれたらまずいと思い、一生けんめい隠してきたのですが、HIV陽性という事実を一人で抱えていることができず、すべてカミングアウトしました。

母は「ああ、そうなんだ」と驚くほど薄い反応で、父も黙って静かに聞いていました。以来、両親ともそのことには一切触れません。それでも父は三ヵ月に一度の通院のたび、車で送ってくれます。

HIVの治療は、以前と比べて格段に進歩しています。私の場合も幸い、抗HIV薬がよく効いて、ウイルス量は検出できる限界値以下に抑えることができています。定期的な通院と服薬を続けていれば、エイズを発症することもなく免疫力が維持でき、セックスの相手に感染させるリスクも非常に低く（ただしＨＩＶより感染しやすい他の病気もあるので、お互いに感染を予防する「セイファーセックス」は大切です）、ほぼ普通の生活が可能となっています。

　けれども、自分の中には「普通の生活」とは名ばかりの、恥の意識がありました。

「病気持ってないよね？」

　感染がわかった翌月、ＳＮＳで知り合った相手に電話で伝えました。かなり迷った挙句、その人ならば聞いてくれるのではないか、わかってくれるのではないかと思い、お酒の力を借りて言ったのです。帰ってきた言葉は「自業自得だね」でした。

　そのときから、私の中に怖れが生まれました。話すことへの怖れ、自業自得だと言われる怖れ、糾弾され白い目で見られる怖れでした。ゲイ同士の「病気持ってないよね？」というセリフにも傷つき、感染リスクについての無理解に傷つきました。

　自分自身を他の感染症から守るためにもセイファーセックスは大切なのに、セックスにからんで使用する薬物の量が増え、だんだんコントロールが効かなくなってきました。

　やがて仕事に行けなくなり、薬が買えなくなり、アルコールでごまかすうちに飲酒量が増え、いっそう身体がつらくなりました。自分はどうなってしまうのかと怖くなり、通院していた病院の心理士に「実は、薬物を使っています」と話しました。藁にもすがる思いでした。

　心理士は親身になって話を聞いてくれ、ダルクなどの施設に入所することを勧めてくれましたが、私としては抵抗があり、自分で「ＳＭＡＲＰＰ（※）」のワークブックを買って勉強し、数回の心理士とのカウンセリングで、アルコール・薬物をやめることができたと思っていました。

　そのまま続いていたら、仲間と出会うこともなく、大きな恥と秘密を抱えたまま生きていたと思います。

話せる場所がある

　スリップしたのは三年後です。

　仕事が順調に続き、お金もたまっていました。ＳＮＳでラッシュを持っている人と出会い、やがて、覚せい剤を持っている人に出会い、かつてのように自分で買うようになりました。結局以前と同じで、最後はアルコールです。これがどんな薬物よりも一番身体にこたえ、ひどいことになるのです。

　連続飲酒の後で飲めなくなり、離脱症状でてんかん発作を起こし、入院となりました。転院した専門病院で病棟に『Ｂｅ！』が置いてあり、弱みや恥を隠さない、こんな世界があったのかと驚きました。

　退院後は、断酒会、ＡＡ、ＮＡ（※）に参加していますが、まだ地

※ＳＭＡＲＰＰ→33ページ参照
※ＮＡ→113ページ参照

元のホームグループはありません。

　私にとって大きかったのは、都内で開かれているＮＡのセクマイ（セクシャル・マイノリティ）ミーティングの存在です。初めて、自分のことを話せる場所ができました。仲間たちの話に癒されました。

　かつてゲイの友人と、ゲイであることの悩みなどを話したこともありますが、お互いの恥意識を交換し合っているようで「傷のなめあいだ」と感じました。

　そのときとは違って、仲間の話を聞いていると、勇気が出て、癒されるのです。

　今まで自分の中には、本当はゲイであることもＨＩＶ陽性であることも、他の人に話して共感してほしい気持ちがありました。こういうことで苦しんでいるのだと言いたかったし、隠さず言うのが本当だという思いもありました。けれど今はセクマイのミーティングがあるので、別に他の場所で言わなくてもいいんだと思えるようになりました。

　地元の自助グループでは話していませんが、精神保健福祉センターでのＳＭＡＲＰＰプログラムでは、数回目に思い切って話しました。特に変な反応はなく、自分としては恥ずかしいことのように隠しておくよりも、話してスッキリしました。

もっと勉強したい

　ＨＩＶ陽性者の支援などを行なっているＮＰＯ「ぷれいす東京」のボライティア研修会に参加し、そこでも仲間ができました。話しても安全な場所があること。それはつくづく大きな力だと思います。

　今でも「自業自得」という十年前の言葉が自分に襲いかかってくることがあります。そんなとき自然と、セクマイの仲間たちの顔が浮かぶのです。すると、自分で自分を責める気持ちから解放される気がします。「決して自分のせいではない」と思えるのです。

　ほかにＨＩＶに関して傷つくのは「かわいそう」という言葉や「悪いこと聞いちゃってごめん」のような反応です。たかがＨＩＶプラスじゃん！　なんでわからないんだろう、もうちょっと勉強してよ！……と思うと同時に、うまく説明できない自分へのモヤモヤも感じます。

　そのモヤモヤを火種にして、自分自身がもっと勉強したいです。大学を三年で中退しているので、現在、放送大学で学業を再開しています。公認心理士の資格をとって援助の仕事に就きたいです。

私が望むこと

アディクション、HIV、セクシュアリティの問題につきまとうスティグマ（苦）が減っていくこと。

将来、これらの分野にまたがる援助の仕事をしていきたい。

6章

【当事者の体験】
カミングアウト
社会と自分への挑戦

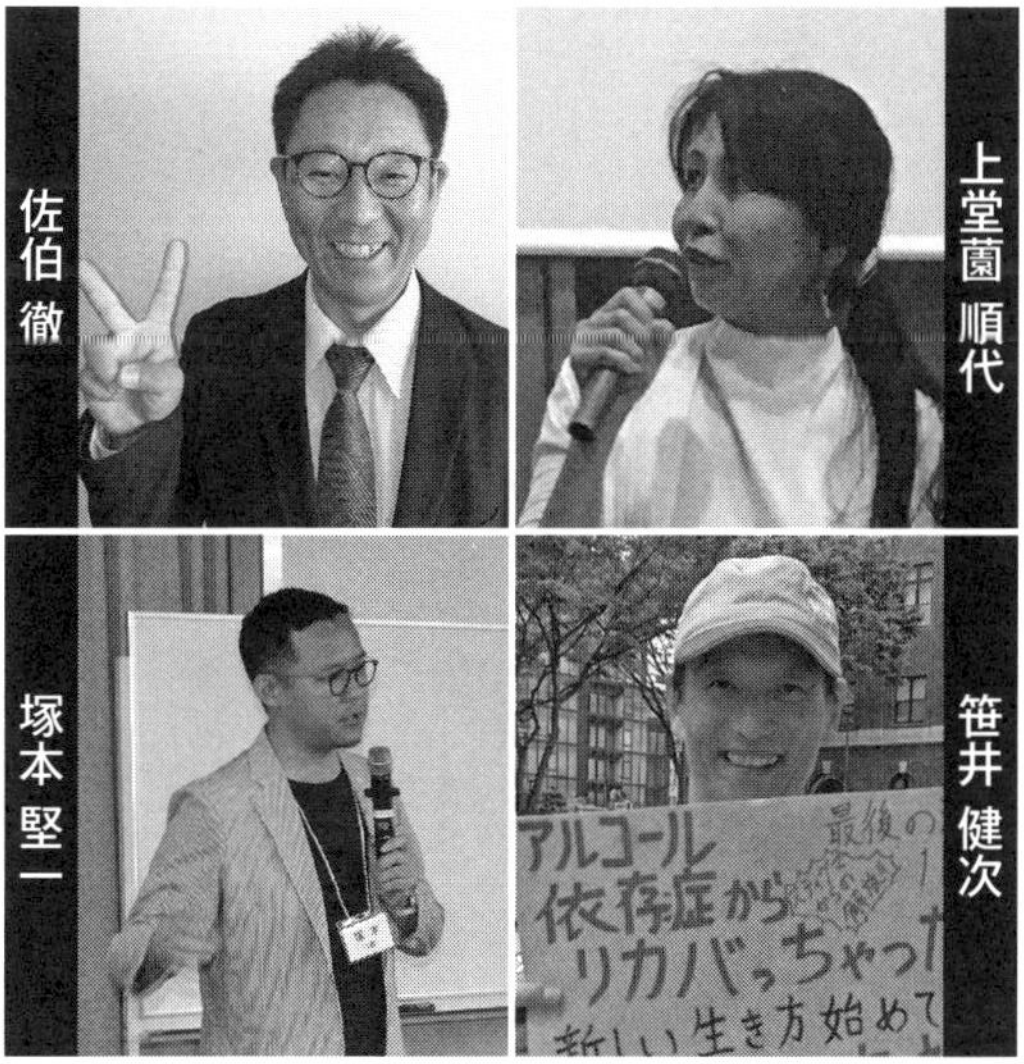
佐伯 徹
上堂薗 順代
塚本 堅一
笹井 健次
アルコール
依存症から
リカバっちゃった
新しい生き方始めて

そのままの自分を見てもらうことで、偏見をなくしたい。
覚悟を決めて、顔出し実名で活動をスタート。
そして気づいたら、生きることが楽になっていた。
――４人の手記。

アルコール

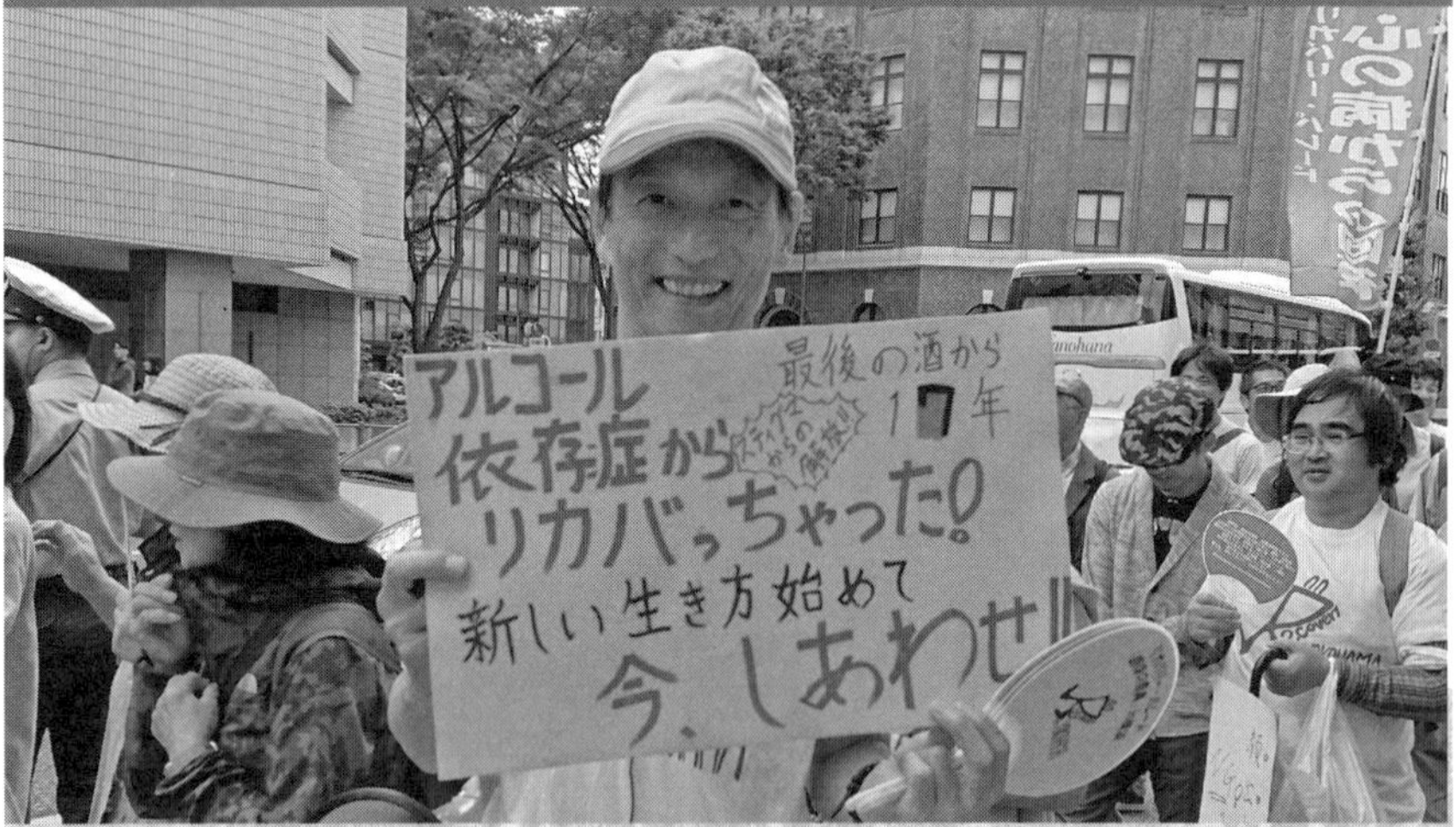
最後の酒から
アルコール依存症から
リカバっちゃった！
新しい生き方始めて
今、しあわせ!!

リカバっちゃった！今、しあわせ。

笹井 健次

飲んでいた頃（〜二〇〇〇年六月）

飲まないアルコール依存症者の笹井健次です。最後の酒は二〇〇〇年六月二十二日です。

子どものころから酒に興味があり小学生のころ家にあった梅酒をこっそり隠れ飲みしました。高三の夏、六年間続けたバレー部を引退し、初めて自分でお酒を買いました。高三の夏から冬にかけて受験勉強をすると言って家を出てはパチンコに行く毎日、たまに勝つとそのお金でウィスキーを買うようになりました。

受験勉強らしい勉強をせず、何とか引っかかった東北の大学で一人暮らしをするようになったら一気に酒量が増え、ブラックアウトや急性アルコール中毒も経験しました。

酒をたくさん飲めることは偉いこと、自慢できることと思っていました。まさかこの十数年後にアルコール依存症と診断されるとは思ってもいませんでしたが、今思い返すと子どものころからその素質はあったなと思います。

ギリギリの単位数で大学を卒業、神奈川のIT関連の会社に就職したのが二十二歳、二十四歳で結婚し、三人の子どもを授かりました。

三十歳のころから離脱症状が出始め、このままだとアル中になり路上生活するようになってしまうと心配し、週に一日は休肝日を作ろうと思いました。今考えるとこの時点で充分発病していたし、このように思うこと自体が私の中にある依存症へのスティグマでした。自助グループにつながってから、路上生活しなくてもアル中になることを知りました。話を戻して、結局休肝日は設けられずに飲み続けました。

一九九九年九月に交通事故で大学病院に入院し、退院後間もなく大学病院の精神科にかかると、アルコール専門病院を紹介されました。専門病院で一ヵ月間の集中短期プログラムの後すぐにスリップして、二度目の病院に入る前夜が今の最後の酒になっています。

入院中（二〇〇〇年六月〜十月）

入院初日、遂に落ちるところまで落ちてしまったと思い泣いていました。この精神病院は「落ちた人が入院している場所」という感覚が私の中のスティグマの一つでした。

外泊訓練の時も、アル中で入院していることがばれたら恥ずかしいと思い、電車で会社の人に会ったり近所の人と会ったりしたらなんて言い訳しようか、一生懸命考えながら帰りました。

退院後（二〇〇〇年十月〜）

入院中から週三回以上自助グループに通っていた私は、退院後も復職まで二週間だけ猶予をもらい、必死になって毎日二、三回、あちこちのミーティングに通いました。ホームグループ（※）やスポンサー（※）を復職までに見つけたかったし、復職したら自助グループには週一回程度しか行けないと思っていたので今のうち、という思いでした。

二週間後に会社に行ったのですが最初は一時間会社にいるのが精いっぱいで、復職と言うにはほど遠い状況でした。

それまで朝のミーティングに行くために起きていたので、朝は何とか起きることができましたが、会社に行くことを考えると、嫌で嫌で仕方がなかったこともしばしばありました。そんな時はミーティングで教わった「第一のことは第一に」に救われました。私にとって第一のことは飲まないことなので、朝起きたときまず考えたのは「今日は〇曜日だから、夜は△△のミーティングに行く

※ホームグループ＝自分が所属するグループ。
※スポンサー→45ページ参照

日だ！　そのついでに、会社に寄ろう！」でした。

　それでも調子が悪くて起きたくないこともありました。そんなときは布団の中で、今の第一のことはまず布団から出ること。その次は着替えること、朝食を食べること……と一つ一つ分けて考えて第一のことをやっていき、気づいたら会社に着いていました。いつも頭の中はぐじゃぐじゃで整理できずにいた私でしたが、「第一のことは第一に」の言葉により少しずつ頭の中を整理できるようになっていきました。

　飲んでいた頃は完ぺきを目指してばかりいたので、いったん会社に行ったらバリバリ仕事して残業もしなければいけないと思っていました。そんな生真面目なところが自分を苦しめていました。しかし、自助グループにつながってからは「会社に取りあえず行ってみてダメなら早退してミーティングに行けばいいや」と思うようになりました。

　実際、八時間勤務できるようになってからもどうしても調子悪いときは何回かあり、早退して午前中や午後からやっているミーティング会場に一時間半かけて行ったこともありました。このような勤務を許してくれた会社、職場の上司、午前中や午後からミーティング会場を開いてくれている仲間に感謝しています。

　飲んでいた頃の私は、周りで残業している人がいると用事があってもなかなか帰ることができませんでした。周囲の人や上司から「こいつ、がんばっている」と思われたかったし、自分に自信がなかったので一人だけ帰る勇気がありませんでした。このことについてはよくスポンサーと相談しました。そのたびに「第一のことは第一に！」の言葉が返ってきました。周りに遠慮して帰らず、ミーティングに行けなくなって飲んでしまったら、先に帰るのと比べ物にならないくらいの迷惑がかかる。周りの人は先に帰る私を受け入れてくれると言われました。私はその言葉を信じて定時で帰り、ミーティングに通いました。少し時間はかかりましたが周囲の人は受け入れてくれました。私も早く帰るために朝から集中して仕事を頑張れたので効率も上がりました。「残業しなければならない」という思いも、私の中にあるスティグマをぬぐおうとする衝動に関係していると思います。

　自助グループにつながって間もない頃、「仲間」という言葉が大嫌いでした。しかし、自助グループのプログラムにそって、正直な話を聞き、正直な話をしていたら自分のことを信じられるようになってきました。自分のことが信じられるようになったら他人も信じられるようになり、仲間と思えるようになりました。

自助グループ

　私にとって自助グループは命の恩人の一つです。

仲間の手助けをしていると自分の飲酒欲求が消えている。これでどれだけ救われたかわかりません。

お節介が大好きな私は入院中から他の仲間の手助けをしていました。仲間の手助けをするためには、自分自身が行動し続けなければなりません。必然的に後からつながってくる仲間の見本になれるようにがんばっていました。自助グループにつながってしばらくしてから自分がスポンサーを頼まれることになりました。仲間にステップを手渡すためには自分が経験しなければなりません。おかげで自分のステップワークが進みました。

リカバリー・パレード「回復の祭典」

自助グループにつながって数年間で大勢の仲間の死を経験しました。スポンシー（※）が亡くなったときは自分を責めました。また、よく一緒に飲んでいた会社の同僚（私と同じく、少し飲み方がおかしかった）が亡くなったときも、もっと自分にできることがあったのではと自分を責めました。

そんな仲間や会社の同僚の死から私は、自助グループに限らず一人でも多くの仲間の手助けになると思えるような活動は、進んでやるようにしてきました。

二〇〇九年に準備が始まった、リカバリー・パレード「回復の祭典」（※）もそんな活動の一つでした。依存症、心の病に対する社会の無知識と偏見を取り除こうとするパレードにともなって、当事者、家族、友人、支援者がテレビや新聞などに実名と顔を出そうという機運も生まれました。この活動は、日本で初めてということでたくさんのメディアが取り上げてくれました。

厚労省での記者会見で、あるメディアから「当事者にも依存症や心の病に対する偏見が有ったのでは？」という質問がありました。私は「何を言っているのだ、私たちは社会の無知と偏見を取り除くために表に出てきているのに当事者自身の偏見とは何事だ」と思ったのですが、次の瞬間「はっ」としました。

確かにありました。今回振り返って書いてきたように、自分自身の無知と偏見から、専門治療につながるのが遅くなったのです。

まずは自分の偏見を取り除こう！と思い、取材依頼も積極的に受けるようにしました。民放やＮＨＫへの出演、全国版の新聞への掲載にあたっては、いろいろな人に相談しました。

当時、三人の子どもは大学二年、高校二年、中学二年でした。高校と大学の娘たちは、部活の同僚に相談し問題なしとのことでクリアできました。しかし、中二の息子がいじめに合わないかなど一番心配でした。校長や学年主任、部活の顧問とも相談し、注意して見てくれると言って

※スポンシー＝「12ステップ」プログラムにある相互援助システムで使われる用語。助言を与える側をスポンサー、スポンサーから助言を受ける側をスポンシーという。

※リカバリー・パレード「回復の祭典」＝依存症や心の病に対する偏見を取り除くため、当事者や支援者が各地で行なっている行進。

いただき少し安心しました。

息子はサッカー部で、上級生が引退した七月からサッカー部のキャプテンになったと聞きました。親から見ると頼りなさそうに見えてもしっかりしてきたようで、部員からの信頼があると確信し、テレビや新聞に実名と顔を出しても問題ないと考えました。

また、会社の上司にも相談しました。上司が総務に相談してくれて、社内での撮影はNG、社名を出さないことで許可をもらいました。

親、兄弟にも相談しましたが特に問題ないと了承してくれました。

全国版の朝日新聞「ひと」欄に大きな顔写真入りで出していただいたことにより、叔父がこの記事を見て応援してくれました。従姉も第一回リカバリー・パレードの解散場所まで花束を持って来てくれました。地元の町長がわざわざプライベートでパレード当日の出発前に立ち寄ってくださり激励してくれたのには大きな力をもらいました。

スティグマからの解放

会社やPTA、自治会などの飲み会で、なぜ飲まないのか聞かれたとき、最初のころは「ドクターストップ」と言っていました。リカパレの活動を始めたころからアルコール依存症だからとさらっと言えるようになりました。

「アルコール依存症」と聞いた方は一瞬動きが止まることもしばしばありますが、ほとんどの場合は受け入れてもらえています。あるサービスカウンターの方に、話の流れでアルコール依存症だからと言うとびっくりして言葉を一瞬失わせてしまいました。そういうことをさらっと言っても良いのか？　と聞かれて、全然問題ありませんと回答しましたが、かなり動揺されていたようでした。

人間ドックや歯医者などの問診票でも、病歴にアルコール依存症と書くようにしています。消毒は念のため、アルコール以外を希望しています。

これらのサービスカウンターや、医療機関で、アルコール依存症と言っても大きなリアクションが起きないような、そういう社会が来るようにと願っています。

過去に傷つけた家族への埋め合わせは一生続けなければなりませんが、自らがスティグマから解放されることにより、飲んでいた頃の自分を責めることがなくなって、生きやすくなってきました。

過去の自分を受け入れられた今、幸せです。

私が望むこと

周囲の人との会話や公的な窓口などで「アルコール依存症です」と言ったとき、動きが止まることなく、ごく普通のものとして聞いてもらえる社会。

ギャンブル

「実名ならもっと信ぴょう性が出る」と思ったから

佐伯 徹

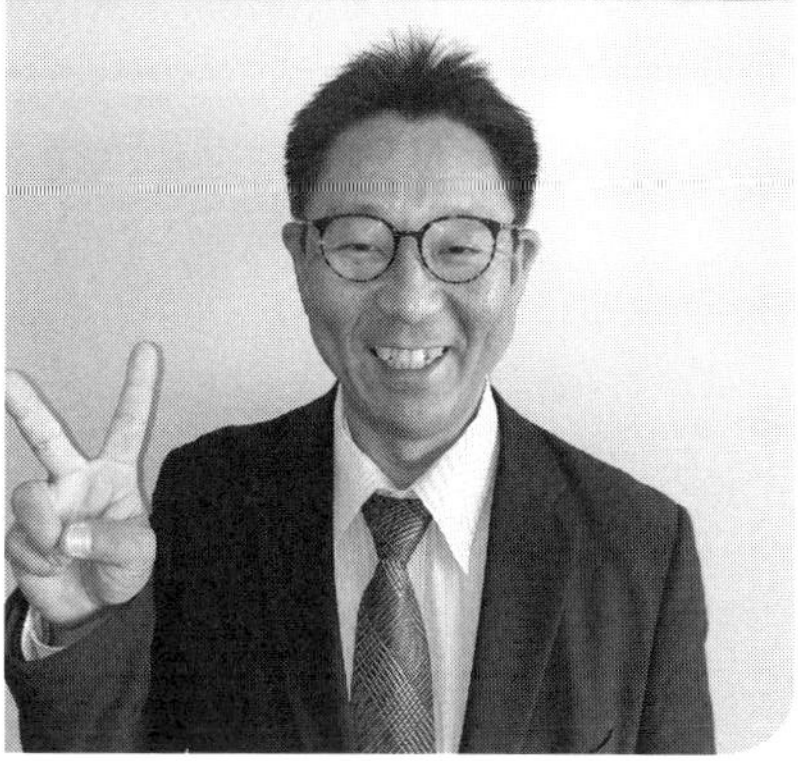

妻への告白

二〇一六年三月、出勤間際に、妻に告白した。

「借金がある」

「いくら?」

「一四〇〇万」

記憶が定かではないが、このとき妻は泣いていたと思う。そして予想もしない言葉が返ってきた。

「病気だから、病院に行きなさい」

私はまったく知らなかったが、妻はギャンブル依存症家族の自助グループにつながっていたのだ。

私は二十五年ほどの間に四回、実家に泣きついて借金を返済してもらっていた。その額は合わせて一〇〇〇万円を超えていた。だが妻には完全に隠し通せていると思っていた。

パチスロの負けをパチスロで取り返そうとする悪循環。五回目の借金を母に頼み、「もううちにはお金はない」と断わられ、自己破産するしかない瀬戸際での妻への告白だった。

出勤前なら短時間で話は終わると思ったのは甘く、その日は昼頃まで話し合い、二人とも職場に遅刻することになった。「再度借金をしたら離婚する」ととどめを刺された。

ミーティングとツイッターの日々

病院は自分で探せと言われ、ネット検索をするうちに、自助グループを見つけた。

おそるおそるミーティングに行ってみたら、明るい雰囲気だった。ギャンブル依存症の質問二〇項目のうち、一九項目が当てはまった。

「ギャンブル依存症っていう病気があるんだ。自分はそうなんだ」

ストンと腑に落ちた。それから、ミーティング通いが始まった。土日は何ヵ所かはしごするなどして、年間に二五〇回通った。

同時に、「Tomy@ギャンブル依存症のアカウントで、ツイッターを始めた。ギャンブルをやめたいとつぶやいている人をフォローしたり、フォローされたりして、仲よくなる。SOSが来たら自助グループを勧める。こうしてミーティングとツイッターで、ギャンブルに費やしていた時間を埋めた。

回復していく仲間を見るのがうれしく、元気をもらいながら自分も回復していったと思う。

顔出し実名でカミングアウト

そのころ、カジノ設置を可能にするIR推進法ができ、ギャンブル依存症対策に注目が集まっていた。自助グループとは別に会を立ち上げ、顔出し実名で対策に奔走している仲間もいた。自分も応援しようと、イベントに顔を出すようになった。

昨年七月、ギャンブル等依存症対策基本法が成立。だがそのすぐ後にIR実施法も成立した。

十二月、久里浜医療センターからシンポジウムでのスピーカーの依頼があった。そのときの体験談がネットニュースになった。

ニックネームと会社員という自分の肩書を字面で見て、「実名なら、もっと信ぴょう性が出てアピールできたな」と感じた。仕事上不利益を被るかもしれない恐れや友人を失う不安より、社会に依存症という病気を知ってもらいたいという思いが上回っていた。

心の中で、カミングアウトへのカウントダウンが始まった。

タイミングよく、ASK依存症予防教育アドバイザー養成講座の募集があり申し込んだ。ギャンブルをやめてちょうど三年経った今年三月、認定証をもらうことができた。

もう、実名でのカミングアウトに迷いはなかった。フェイスブックの自己紹介を更新した。

「十八歳から三〇年間ギャンブル依存症で今は三年間止めてます。ASK依存症予防教育アドバイザーの資格を取得。小中高大学生、教職員、保護者、行政、援助職等に正しい知識と理解を伝える講演をさせて頂きます」

フェイスブックには上司もいる。知られるのは覚悟の上だった。

案の定、上司に「資格とったんだって?」と聞かれたが、それ以上は突っ込まれなかった。

テレビ出演の反響

五月は、基本法に基づく初めての「ギャンブル等依存症問題啓発週間」で、テレビ朝日が、ツイッターで私を見つけて連絡してきた。日曜のニュース番組で体験を話してほしいという依頼だった。

今回は、顔出し実名で応じようと思い、妻と高二の子どもに言った。「テレビ出るよ」

二人の反応は「別にいいよ」。

子どもには三年前、ギャンブルで借金をつくり自己破産したこと、今後はギャンブルをやめることを話してあった。妻は、今も家族の自助グループに通っている。

当日はさんざん迷惑をかけた母と一緒にテレビを観た。たった二分の出演だったがインパクトはあった。さすがに母は「実家や親戚には知られたくない。恥ずかしいから、もうこれ以上出てくれるな」と言った。

翌日出社すると上司に呼ばれた。「こんな状況だったんだ。たいへんだったんだね。頻繁に出るようだと役員に通さなきゃいけないから、そういうときは教えて」と言われた。

自分は営業職だ。顧客には金融機関もある。会社は信用を気にしているのかもしれない。配置転換もあり得る。が、そのときはそのときだ。

それから四ヵ月が経ったが、会社からは特段何も言われていない。

自分はと言うと、楽になった。

上司にも同僚にも後輩にも、もう隠す必要がない。友人たちの態度も前と変わらない。

これまでずっと、世間的な引け目を感じてきた。一方、自助グループに行くと共感の嵐で、このギャップがとてつもなく大きかった。それが、少し埋まった気がする。

カミングアウトとアドバイザー資格の取得は、もう一つの心理的効果をもたらした。「再発できないぞ」という抑止効果だ。

支援者に依存症が回復できる病気だと知ってもらうため、七月には同期のアドバイザーと組んで社会福祉士会の方々向けに話をした。八月には、ギャンブル依存症の家族の仲間と組んで市民講座で話した。

たくさんの人に理解してもらえる活動をしたいと思う。承認欲求が出てるのかもしれないけど（笑）。

私が望むこと

ギャンブルも薬物もアルコールもゲームも生きづらさの根っこは一緒で、誰でも依存症になり得るという知識が広まってほしい。

そして、依存症は仲間たちと関わっていくことで回復が可能な病気なんだという理解が進んで、偏見のない社会になってほしい。

アルコール

地元の経営者の集まりで話したら「すごいじゃないか！」

上堂園《かみどうぞの》 順代《のぶよ》

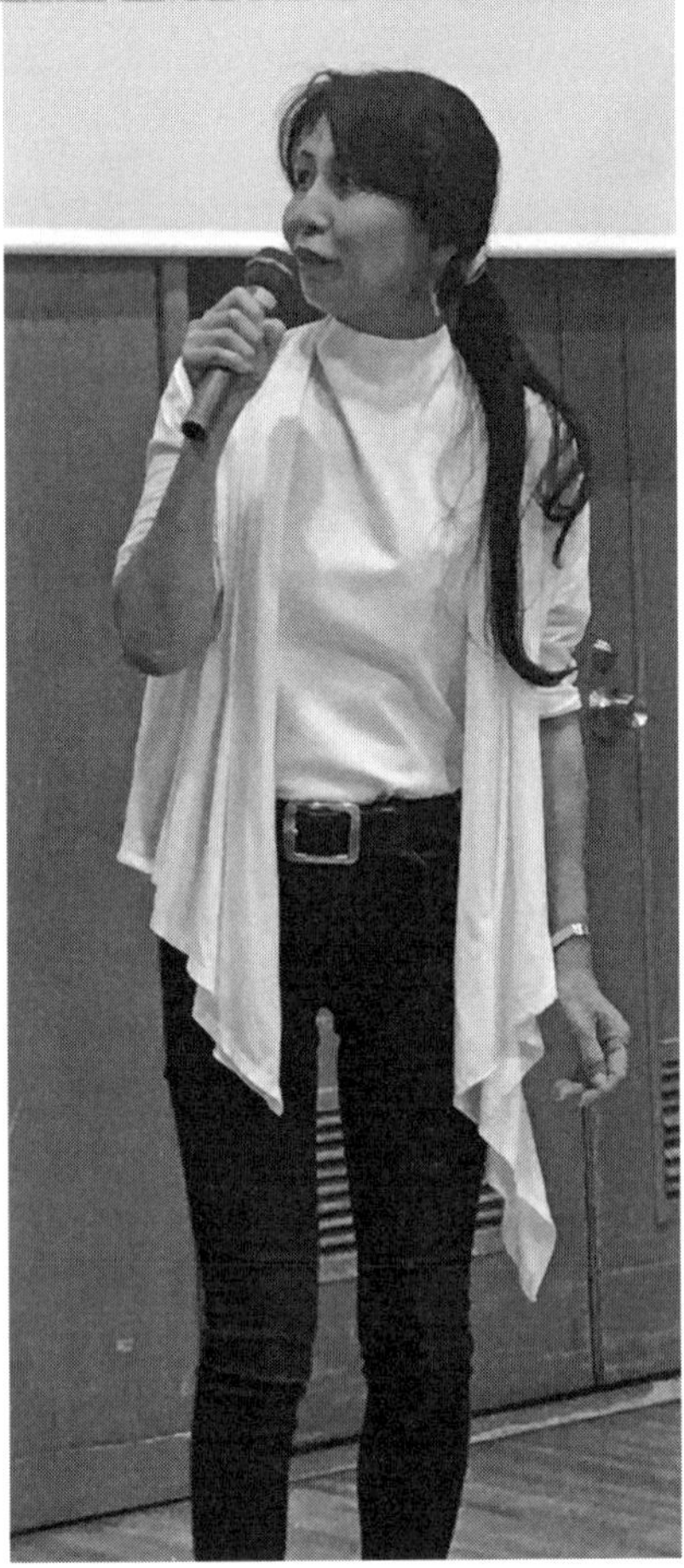

過食と拒食を繰り返して

私は幼少期に両親から受けた暴力のため、昔から自己肯定感が低く、友だち作りが苦手でした。だから「絶対に自分から離れない分身」としての子どもがほしいと、ずっと願っていたのです。大学卒業後、結婚をして夫の赴任先の福岡に行きました。

しかし、なかなか子どもに恵まれません。住んでいた社宅では、常に子どもたちの遊ぶ声が聞こえるのでつらくなり、仕事を探しました。でも、面接を受けるたびに「結婚したばかりかぁ。子どもはどう考えています？　すぐできちゃうよね」と、心に突き刺さる質問ばかりです。

夫の実家でも、「○○さんの家では子どもが生まれたが、うちはまだか？」と、誰より子どもがほしかった私にとって、聞くに耐えない言葉を言われ、帰りの車で、いつも夫と喧嘩をしていました。思い描いていた結婚生活と、現実とのギャップから、キッチンドリンカーになり、過食と拒食を繰り返します。

そういう状況が二年続いたある日のことです。両親と弟が福岡に遊びにやって来ました。私は表面上、なんでもないフリをしていましたが、フグの専門店に連れて行ってもらうと、すぐにひれ酒を注文し、料理にはまったく手をつけずに飲み続け、挙げ句の果てにお店の人に絡み始めるという始末です。

その姿を見た母と弟は、「身体はガリガリに痩せているし、食べたいと言っていたフグは食べずに酒ばかり飲んでいる。どうも様子がおかしい」と、強制的に地元の広島へ連れ戻します。それでも、娘をいきなり精神科へ連れていく勇気はなく、心療内科へ。摂食障害による栄養失調と診断され、入院させられました。

ところが何度も病院を抜け出したり、友達にお酒を買ってきてもらったりして、強制退院。その時初めて「この子はアル中です。精神科で診てもらった方がいい」と言われたそうです。私が二十五歳の時でした。

「そんな病気、知らない！」

精神科の病院へ連れて行かれる道中、母は泣いていました。当時の本や新聞から、アル中は大変な病気で治らない、と理解していたからです。それでも病院のソーシャルワーカーから「こそこそと内科で治そうとするような簡単な病気ではない」と言われると、母は肝を据えて私の病気を治そうと、断酒会に真剣に通うようになります。

私は入院のたび、ひどい離脱症状に襲われましたが、症状が治まると脱走して酒を飲むので、精神科も追い出されました。三ヵ所目の病院で初めて、主治医から病気の説明を受けます。二十七歳の時でした。

今のようにネットで調べることもできなかったので、私には知識がまったくなく、「お酒を飲みすぎるために内臓を壊してしまったから、それを治すだけのこと」と考えていたのです。しかし、高齢の女性の主治医は「あなたはアルコール依存症です。長い付き合いになりますが、よろしくお願いしますね。ほほほ～」と、のんきに言っています。

私は「アルコール依存症？　そんな病気、知らない！　私はどこも悪くないのに、こんな所に長くいられるか！」と、抵抗していました。

当時はアルコール中毒という言い方の方が一般的で、私にとってそれは、有名な「帰って来たヨッパライ」の歌詞の通り、おじさんが酒ビンもって酔っぱらっているようなイメージでした。

女性はアルコール依存症にならない――そう思っていたし、自分自身を依存症という病気にあてはめないように、かなりゆがんだ偏見を持っていたのです。

友人に告白

精神科に入院していた時、友人三人から「できれば会いたい」と連絡がありました。一人は高校時代から仲良しで、お互いの成育歴に共感がありました。あとの二人は大学時代にずっと一緒にいた友人です。

数年ぶりの再会は、精神科病院の面会室。私の目はまだ虚ろで、身なりを気にする余裕もなく、ひと目で普通ではないとわかる状態でした。友人たちに、アルコール依存症だと病名を伝えました。まだ頭もぼんやりしていた状態だったため、話したら友人たちにどう思われるか、それほど深くは考えていませんでした。

友人たちは、私の話を、黙って聞いてくれました。あとで、当時の心境を聞いたところ、私の病気のことを知って、やっぱり悲しくなったそうです。

同じように毎日一緒に遊んで、学生時代を過ごしたはずが、どうして私だけ、こんな病気になったのだろう。去年公開された映画「SUNNY 強い気持ち・強い愛」の中で、主人公の篠原涼子さんが、アルコール依存症になってしまった友人役のともさかりえさんに二十年ぶりに会う場面がありましたが、それを見て、私もこういう感じだったなあと思い出しました。

三人は今も信頼している友人で、仲の良い関係は続いています。

「酒をやめるか、人間やめるか」

働いていた職場の人たちや、一緒に飲み歩いていた人たちは、私の飲み方が異常であることに気づいていたと思います。当時、覚せい剤撲滅のCMがよく流れていたので、冗談めかして「酒をやめるか、人間やめるか」と言われていました。

今回、この手記を書く上で、当時結婚していた相手に、私が依存症だとわかった時のことを尋ねました。彼は、「頭で理解しようとしても、感情では許せなくて、人生が終わったと思った。なんで、酒を我慢できんのか。許せないというか、理解するのに時間がかかった」と振り返ります。彼とはのちに離婚して別々な道を歩むことになりましたが、私がお酒で一番大変な時期を共に過ごしたので、お互い戦友と呼んでいます。

ラジオ番組で実名告白

断酒したばかりの時は自分の身の置き場がなく、駅前のごみを拾ったり、さまざまなサークル活動に参加したりしていました。地元のローカルラジオ放送局でもボランティアとして仕事をすることになり、歓迎会の席で、私はお酒が飲めないことを伝えました。その後、番組のパーソナリティを務める女性のお母様が精神科の病院で働いていると知って、「実は……」とアルコール依存症のことを告げました。

　すると彼女は、「リスナーの中にも同じような病気で苦しんでいる人がいるかもしれないよ。病名は言わなくてもいいから、話してみない？」と勧めてくれました。考えた末、番組の中でこんなふうに話しました。

「私は長い間、心の病気で苦しみ、多くの人に迷惑をかけました。治療と大勢の人の支えがあって、今は元気です。迷惑をかけた人に謝罪し、支えてくれた人に感謝します」

　今と違って、リスナーからの反応と言えばハガキかファックス。私の話に反応はありませんでしたが、誰かの心に届いたことを期待します。こういう人もいるんだ、苦しんでいるのは自分だけではないと。

　実名での初告白は、私にとって、とても意義深い思い出です。

「ありがとう」と言われて

　断酒会の全国大会へ行けばアメシスト（※）がいましたが、地元の福山には、病院にも断酒会にも女性は私一人。私は地元で一番酒癖の悪い女なのかと、落ち込むこともありました。

　今では、一緒に食事したり集まったりする仲間には、依存症のことをすべて話しています。仲間が「こいつは酒ダメだから」と知らない人に説明してくれて、とても助かります。飲まないから集まりに誘われないということは、ほぼありません。

　送迎役を任されることも多いのですが、今まで飲んで暴れて迷惑をかけていた自分が、反対に「ありがとう」と言われる存在になって、ちょっと嬉しい気持ちもあるほどです。

中小企業家同友会で

　今、私は看板製作の会社を経営しています。結婚したばかりの頃に受けた面接でつらい思いをしたので、結婚した女性でも働きやすい職場を作ろうと、会社を始めることにしました。

　自分の依存症について初めて人前で話したのは、中小企業家同友会の青年部の例会です。

　ある日、みんなの前で何か話してほしいと言われました。しかし、経営についてはまだ経験が浅く、話すことができません。苦し紛れで出てきたのが、「実はアルコール依存症なんです」という病気のカミングアウトでした。その時例会に参加していたのは、五名ほど。会社の経営者の方たちです。

　ラジオでのトークは「心の病」とオブラートに包んだものでしたが、今後も仕事で付き合いが続く人たちに依存症のことを話して、どのように思われるか不安がありました。ところが、私の体験したことをひと通り話し終わると、「すごいじゃないか！　わしらも、そこそこ色々なことをしてきたが、そんな経験、しようと思ってもできない！　ぜひもっと話を

※アメシスト＝女性の断酒会員をさす。宝石のアメシストは、ギリシャ神話で「泥酔から守ってくれる」とされることから。

聞きたい」と、まったく想像していなかった反応があったのです。

日を改めて、四〇名ぐらいの若い経営者の人たちに依存症の話をしましたが、これまた同じような反応です。当然仕事で取引のある方もいますが、その後の支障はゼロ。反対に、仕事につながったこともあるほどでした。私に興味を持ってもらえて、話しかけてくれる人が増え、看板を作るための資材調達先や、加工先が増えたのです。

「困難を乗り越えて、今はこうしてがんばっている話を、うちの社員たちにもぜひ聞かせたい」と言われたこともありました。

最初の頃は、自分のアルコール依存症のことを大勢の前で話すのは、勇気もいるし、汗はかくし、余裕はありませんでした。でも、経営の悩みだけではなく、依存症のことも包み隠さず話せる場所になったので、私にとって同友会は、ある意味自助グループと言えるかもしれません。

双子の男の子

断酒をして一年目に妊娠していることがわかりました。しかし、不育による流産が重なり、治療をしてようやく双子の男の子を授かります。

子どもが小さい時からお酒売り場へ連れて行っては、「お母さんはここにあるお酒というものを飲むと、怪獣になって君たちのお母さんではいられなくなるからね」と言い続けていました。そんなことから、進物用の酒類を見ていると「お母さんダメダメ！」と言ってくれたのは、今では懐かしい思い出です。

思い出と言えば、最後の入院の後担当だったソーシャルワーカーに、「今まで迷惑をかけた人にお詫びして償いたい」と伝えたことがあります。すると「迷惑をかけた一人一人を探して謝罪して回りますか？　そんなことは不可能ですよね。あなたがお酒をやめ続けて元気でいることで、その姿はきっと誰かがどこかで見ていると思います。償いをしようと思うのであれば、断酒し続けることが償いになりませんか？」と言ってくれました。

これで気持ちが楽になりました。それでも、やめているだけではダメだと、自分にできる範囲で社会と積極的に関わるようにしてきました。特に子どもが生まれてからは、ＰＴＡや子ども会の役員はもちろん、絵本の読み聞かせのボランティア、民生児童委員などもやってきました。

男社会では言えても……

アルコール依存症だと告白して、つらい思いをしたことは、一度もありません。ただ、メディアなどで話し始めたのは、双子の息子たちが高校を卒業してからです。

今の私を知っている人たちなら、昔はひどかったという話をしても「大変だったね」というくらいで、接し方が特に変わるわけではありません。しかし、メディアを通して情報を得た人は私自身のことを知らないし、苗字が珍しいので身元がすぐにわかってしまう。その人のイメージで依存症の人物像を作り上げ、息子に、いじめや、いわれなき中傷が及ぶのを避けたかったのです。

子どもに関わる活動でも多くの保護者に出会ってきましたが、中には噂話が好きな人もいて、その人がもし依存症について正しい知識を持っていなかったら、私だけでなく子どもも、中傷を受けてしまうかもしれない。そんな恐れがありました。

男社会である経営者の中では言えても、女性の保護者が多い子ども関係のコミュニティの中では言えない。それは、私自身の中にあった偏見も関係するのかもしれませんが。

オープンに語れること

こうして振り返ってみると、私は段階を追って、自分の病気について正直に話せるようになったことがわかります。一気にではなく、さまざまな出会いから、少しずつ変わってきたのです。

アルコール依存症であるということをオープンにして、何より良かったのは、自分自身が生きやすくなったことなのかもしれません。「私、アルコール依存症なんです」と正直に伝えることで、お酒を断わりやすくなりました。断酒継続をする自分自身への戒めにも役立っています。また、中小企業家同友会で病気の話をすると、「自分は事業継承で悩んで摂食障害になっている」「お客さんとお酒を飲みすぎて危ない」「従業員に気になる人がいる」などの相談がきたりします。

もちろん自分の会社でも、依存症のことは伝えています。私が自己開示をしているので、社員もそれぞれの家庭の悩みなどを話してくれるのは、嬉しいことです。

ピアの当事者としてだけでなく、専門家としてサポートできるよう、精神保健福祉士と社会福祉士の資格を取りました。とはいえ実践の場がなく悩んでいたところ、「ASK依存症予防教育アドバイザー養成講座」のことを知り、受講して認定を受けました。

活動を始めて日が浅いのですが、痛感していることがあります。依存症当事者に会ったことがない人が世の中あまりに多い。予防教育アドバイザーとして私自身が発信し、リアルな姿を見てもらうことは、偏見をなくすためにも大事だと思います。

私が望むこと

断酒会でも、初対面の人から必ずと言ってよいほど、「家族の方ですか?」と聞かれます。女性のアルコール依存症者もいることを、知ってもらう――まずはここから始めます。

薬　物

「薬物犯罪者」になって気づいた、自分の中の偏見

塚本 堅一

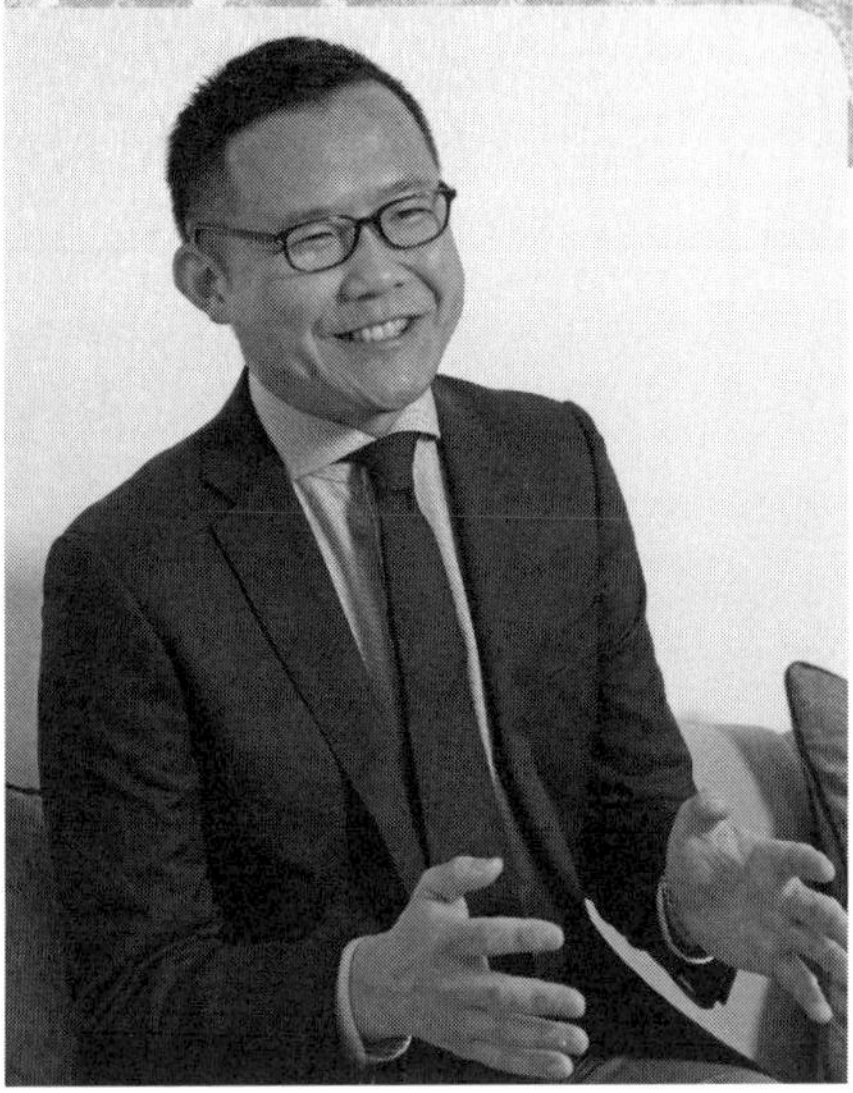

ご褒美感覚のドラッグ

二〇一六年、違法薬物の所持・製造の罪で逮捕されました。私が使っていたのは「ラッシュ」と呼ばれるセックスドラッグです。油性ペンのような揮発性のある匂いの液体を鼻から嗅ぐと、数分間高揚し、軽い酩酊感覚がやってきます。長く効果が続かないため、後腐れなく楽しめる、ちょっとした、ご褒美感覚のドラッグでした。二〇〇〇年の中頃まで流行していたもので、アダルトショップだけでなく、街の雑貨屋さんでも普通に売られていたほど人気があったのです。ところが、ゲートウェイドラッグ（他の薬物の入口）となる懸念などから規制が始まり、のちに違法薬物に指定されます。

私のセクシャリティは、ゲイです。二十年くらい前、学生時代に知り合った人に勧められて、初めて「ラッシュ」を使いました。当時は、男性同性愛者の間で、ドラッグという認識は全くないくらい流通していたのです。だんだん入手が難しくなり、日本では禁止されたということは知っていましたが、どんな理由で、ラッシュが違法薬物に指定されたのかといった、詳しい背景についてはよく知りませんでした。手に入らないと、やらない。その程度です。

「合法」を謳うサイト

逮捕の少し前に、あるサイトを知ってしまったことで、私の運命が大きく変わりました。そこには「ラッシュと同じような効果のある合法なものを開発しました。格安で譲ります」と書いてあります。

今の私なら、そのサイトにアクセスしようとする自分を、全力で止めるでしょう。地方局から東京に転勤して間もない頃のことです。ストレスが理由だったのか、単なる興味本位なのか、そもそも、合法ということをどこまで信用していたのか。物事は白と黒だけではないと言いますが、色々な条件が複合していたと思います。とにかく、私はそのサイトから、製造キットを購入し、「ラッシュに似た何か」を作ることに成功しました。成功というのも大げさで、送られてきた粉末と液体を、二度混ぜて冷やすだけの簡単なものです。効き目も、かつて使っていたラッシュと比べて、六〇点くらい。「本物かどうかはわからないけど、結構楽しめる」という程度のもの。逮捕時は「違法薬物の所持・製造」なんて、いかにもプロっぽい罪名がつきましたが、薬物について、知識も経験もあまりない。それが事実でした。

報道の違和感

現役のNHKアナウンサーが薬物事件を起こして逮捕されたと、世間は大騒ぎでした。

渋谷の放送センターには、麻薬取締官が立ち入り調査に入る。国会では、当時の会長が職員の不祥事として、その責任を追及される。でも、当の本人は、留置場の中にいて、当時の報道をリアルタイムで知りませんでした。

留置場では、関連する新聞記事はすべて塗りつぶされています。食事時のラジオ放送も、容疑者当人がいるニュースは編集され、耳にすることはありません。弁護士が接見室で見せてくれる新聞と、ニュースの内容を教えてくれるものがすべてでした。自分のことのはずなのに「よくそんな間違った情報を放送したな」というくらい、嘘やミスリードが多いのに驚きました。

報道機関で長年働いておきながら青くさいことをと思うかも知れませんが、私がどこか他人事のように思えていたのは、現実の自分とかけ離れた報道のされ方だったことが大きかったのかもしれません。不思議な違和感を感じていました。

自分で貼った負のレッテル

そもそもの大前提として、怪しいサイトから違法ドラッグを購入したことは、大いに反省しています。

「マスコミは平気で人の人生を壊す」と、あるタレントさんの言葉です。それに近いことが自分の身の上に起こってしまった。私の場合、勝手に自分で自分の人生を壊したのです。でも、社会復帰をするにあたって、自分としてはあまりに違和感が大きい「ドラッグ漬けの元アナウンサー」という負のレッテルは、容易に剥がすことができません。

引越しの際に私の名前で申し込むと、断わられました。心機一転、新しい仕事を目指しても、面接で当然のように断わられます。

「仕方ない。次に行こう！」

そんな意気込みも、度重なると、

「どうせ、今回もダメだろう」

「もう、申し込みするのも嫌だ」

となります。もともとメンタルは弱い方ではありませんでしたが、前向きな気持ちにも限界があります。うつになってしまうのは、時間の問題だったのかもしれません。

自分で犯した失敗ですから、なんとか自分で解決しなければと、次の人生を模索します。でも、どこまでいっても薬物事件がついてくる。アナウンサーだったことも含めて、人生の一部を消してしまいたい。でもそんなことは、到底無理ですから、いっそ自分が消えてしまった方がいいのではないだろうか。

時間が経てば、状況は変わると思って過ごしましたが、どうにもダメでした。逮捕から一年が過ぎる頃、外出ができなくなったり、人に会えなくなったり、次第に「できないこと」が増えていきます。

薬物報道ガイドラインとの出会い

そんなとき、偶然「薬物報道のガイドライン」（29ページ）の記事を見つけました。有名人が薬物事件を起こした際のニュースでは、判で押したように「注射器」や「白い粉」を資料映像として使い、「薬なんか使ってガッカリだ」「見損なった」など街声インタビューを入れる。保釈されたら、ヘリやバイクを飛ばしてまで保釈後の姿を追い回す。こうした報道のあり方を見直してほしいと、依存症の支援者が提言したのです。

恥ずかしながら、報道する側、される側、その両方を経験した私は、この人たちなら何とか私のことを救ってくれるのではないか。すがるような思いで連絡を取りました。そこで、出会った松本俊彦先生から、うつ病の診断を出され、治療の一つとして依存症の回復施設に通うことを勧められます。

私自身は、依存症ではありませんでしたが、同じように、薬で失敗した人たちと一緒にプログラムに取り組みましょうと提案されます。九ヵ月間の通所の結果、社会復帰できるほど、私の心は回復しました。

私自身が偏見だらけだった

依存症の施設に通うことで、気がついたことがありました。それは私自身が、薬物事件を犯した人、依存症の人に対して抱いていた偏見や誤解です。

「上を目指すな！　まともな仕事なんかどうせダメだ！」「薬物事件を犯した私は、何をしても楽しんじゃいけない」というのは、裏を返せば、私がこれまで心の奥に密かに抱いていた薬物犯罪者への感情だったのです。それが、自分に降りかかってきたからこそ、動けなくなり、最終的にはどうにもならなくなっていた。怖いのは、それまで私は、そういう偏見がない人間だと信じていたことです。いざ自分がその立場になるまでわからなかった。

回復施設の中で、こういった誤解や偏見の感情に一つ一つ向き合い、ほぐしていくことができました。

先日、ある講演会で自己紹介をした時のこと。「三年ほど前に違法薬物の所持と製造で逮捕された元アナウンサーです」と挨拶をしたところ、客席の若い女性が「えーっ」と驚く声をあげました。おそらく彼女にとって「逮捕された人」を見るのが初めてだったのでしょう。自然に出てしまった声のようで、嫌味な感じは一つもありませんでした。普通に生活していれば「逮捕された人」を見ることなんてありません。でも実は、単に知らないだけなのではないでしょうか。違法薬物で検挙された人は、平成二十九年で、年間一万四千人。日本だって、薬物使用者はゼロではない。確実に存在しています。

私自身の偏見も、知らないことから起こるものでした。依存症からの回復施設や、自助グループに通い、何十人もの依存症当事者と生活を共にして、時を過ごしました。彼らがなぜ、薬物に手を出し、依存症にまでなってしまったのか。一人一人の生い立ちや生きてきた過程を知れば知るほど、私自身が楽になっていったのです。

依存症から回復した人たちを知ることによって、「薬物事件で世間を騒がせた私だって、仕事で成功しても良いし、人生楽しんだって良い」と思えるようになりました。

告白本を出版

先日、私が起こした薬物事件について、手記を出版しました。回復施設も修了し、次の道を模索していた所に、出版社から執筆の依頼が来たのです。再び表に出ることは、正直言って恐怖でしかありませんでした。そもそも、私の体験なんて本にする意味がわからない。断わるつもりだったのを、考え直したのは、施設に通ったことで依存症の人たちに対する考え方が変わったことに関し

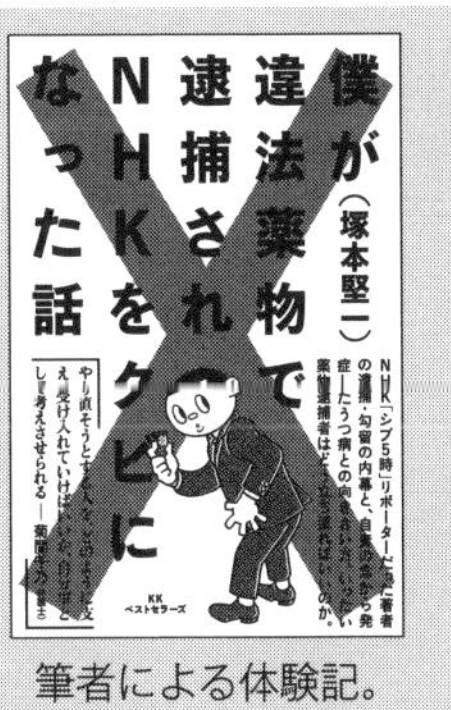

筆者による体験記。
2019年8月刊。

て、広く伝える意味があると気がついたからです。とはいえ、使っていたドラッグを考えると、セクシャリティのことも書かなければ読者は納得しないでしょう。そのハードルは、高いものでした。

カミングアウトする？しない？

セクシャリティに関して、施設の利用が終わった後、こんな出来事がありました。ある会合の懇親会で、「塚本さんは、ご結婚は？」と質問されたのです。単に事実を述べるとしたら「結婚していません」で済みます。でも、どこか引っかかる気持ちがありました。

回復施設の中では、自分の体験談を語ることも多く、割と早い段階でカミングアウトをしました。ゲイだから馬鹿にされたり、差別されたりなんてことは、当然ありません。よくいえば、みんな適度に放っておいてくれました。皆、自分の回復に向き合っている真っ最中ですから、人のことはあまり気にしないという点も大きいでしょう。

でも、回復施設とはいえ、一般社会の一つのコミュニティの中で、自分のセクシャリティについて隠さないでいられるということは、生まれて初めての経験で、これが、こんなに心地いいとは思いませんでした。

「彼女はいないの？」「タイプの女性は？」こうした質問を軽くかわすことは、簡単です。ゲイだと自覚したのは、中学生くらいでしたから、三十年近く、こうした嘘を当たり前のようについてきて、その煩わしさから解放された。でも、施設を離れれば、またこれまでのように、小さな嘘を重ねることになる。

私は、著書の中でカミングアウトする道を選択します。

その結果は、拍子抜けするほど、何も変わりませんでした。事件当初、私のセクシャリティを「ゲイ疑惑」として面白おかしく報じるメディアもありましたが、こうして堂々と宣言すると、記事にはならない。皮肉なものだと、つくづく思います。

私が起こした薬物事件で、大勢の人に迷惑をかけてしまいました。その反省や後悔は、おそらく一生ついて回るでしょう。でも唯一救いがあるとしたら、カミングアウトして、隠すものもなくなったこれからの人生、依存症に対して、誤解や偏見なく歩んでいけることだと思います。

私は、生きやすくなりました。

私が望むこと

知ることで、偏見は変わっていきます。そのために、多くの人が一歩を踏み出し依存症をカミングアウトしています。この勇気ある人たちを支える社会になってほしいです。

おわりに

今回は「スティグマ」をテーマにしました。

「アル中＝意志が弱い怠け者、社会の落伍者」といった依存症への誤解と偏見を正す――これはＡＳＫ発足以来の活動の柱です。この誤解が解消されないと、早期発見・治療も進みません。

そして、アルコールよりもさらに大きな誤解と、過酷なスティグマを負わされているのが薬物の問題です。特に過熱するメディアの報道合戦やバラエティ番組での無責任な取り上げ方は、当事者や家族を深く傷つけるものでした。

これに対してアルコール・薬物・ギャンブルという分野をこえて関係者が結集し、メディアに対して声をあげたのが「依存症問題の正しい報道を求めるネットワーク」です。２章でご紹介しています。

一方、社会に広く、回復の実感とともに正しい知識を伝えていこうというのが、「依存症予防教育アドバイザー」です。これもさまざまな依存症の垣根を越えた活動で、４章の高知さんのインタビューや６章の手記に登場しています。

体験を寄せてくださった方々に、心から感謝します。

私たちみんなの「望むこと」が、ひとつずつ実現していく未来へ向けて！

さて、『Be!』増刊号の「定期発行」は、ここでいったん終了とします。

28年間「誌上ミーティング」を続け、テーマがおよそ出尽くしたためで、今後は新たなテーマが持ち上がったときに、不定期で発行できればと考えています。

その分、年４回発行の本誌に、意識して当事者・家族の声を組み込んでいきます。引き続きのご購読をどうぞよろしくお願いします。

皆さまのご意見・ご感想を心からお待ちしています。
本誌の読者通信シート、またメールでも受け付けています。

research@a-h-c.jp

ＡＳＫ『Be!』編集部

●ＯＡ(本人)
http://oajapan.capoo.jp/
北海道から九州まで、各地でミーティングを開催。

●NABA《ナバ》（本人）
☎ 03-3302-0710
東京のほか、各地にグループあり。

●やどかり（家族）
☎ 03-3302-0580
家族の電話相談を受けている。東京のＮＡＢＡ事務所でミーティングを開催。

性依存

●ＳＡ（本人）
http://www.sa-japan.org/meeting/grouplist.html
東京、埼玉、北海道、山口など各地でミーティングが行なわれている。当事者限定のクローズドなので、参加希望者は、サイトに記載の方法で連絡を。

●Ｓ-Ａｎｏｎ《エサノン》（家族）
https://sites.google.com/site/sanonjapan/mitingu
当事者限定のクローズド・ミーティング。参加希望者は、サイトに記載の方法で連絡を。

●ＳＣＡ-ＪＡＰＡＮ（本人）
http://www.sca-japan.org/
東京、福岡、愛知、長野でミーティングが行なわれている。誰でも参加できるオープン・ミーティングも。

感情・情緒の問題

●ＥＡ（本人）
http://emotionsanonymous-jp.org/
東北から九州まで、各地でミーティングを開催している。

ひきこもり

●ＨＡ（本人）
http://hikikomorianonymous.org/
東京、神奈川、山梨、福岡でミーティングを開催している。

依存症全般

●ファミリーズアノニマス（家族・友人）
https://families-anonymous.wixsite.com/home
東京、大阪、奈良、滋賀、群馬など各地でミーティングを開催している。

共依存

●CoDA《コーダ》（本人）
http://www.coda-japan.org/
北海道から沖縄まで、各地でミーティングを開催。

ＡＣ：アダルト・チャイルド

●ＡＣＯＤＡ（本人）
http://www.acoda.org/
北海道から九州まで、各地でミーティングを開催。

●ＡＣＡ（本人）
https://aca-japan.org/
東北から沖縄まで、各地でミーティングを開催。

●ＡＣｏＡ（本人）
https://sites.google.com/site/acoajpn/
東京、神奈川、北海道、大阪、福岡など各地でミーティングを開催。スカイプ・ミーティングもある。

※すべて2019年９月時点のネット上での情報をもとにしています。
最新の情報はサイトなどでご確認ください。

自助グループのリスト

アルコール

●断酒会（本人・家族）
全日本断酒会連盟
☎ 03-3863-1600
全国各地で行なわれている一般例会のほか、家族会、シングル（単身者）、アメシスト（女性）虹の会（身体障害を持つ人）などテーマ別例会も。

●ＡＡ（本人）
ＪＳＯ：ＡＡ日本ゼネラルサービス
☎ 03-3590-5377
全国各地で、誰でも参加できるオープン・ミーティングや本人限定のクローズド・ミーティングがあるほか、女性限定、「ヤング」「英語」「LGBT」など特別ミーティングも。

●アラノン家族グループ（家族・友人）
アラノン・ジャパン
☎ 045-642-8777
全国各地でミーティングを開催。

●家族の回復ステップ 12（家族・友人）
TEL：090-5150-8773
大阪・京都・石川・東京など各地でミーティングを開催。

薬　物

●ＮＡ（本人）
ＮＡジャパン・セントラル・オフィス
☎ 03-3902-8869
全国各地でミーティングを開催。

●ナラノン・ファミリーグループ・ジャパン（家族・友人）
ナラノンＮＳＯ
☎ 03-5951-3571
12 ステップを使った家族と友人の自助グループ。本部はアメリカ。

●全国薬物依存症者家族会連合会＜やっかれん＞（家族）
☎ 03-5856-4824
サイトには各地の家族会のほか、薬物問題に関するさまざまな情報も。

ギャンブル

●ＧＡ（本人）
ＧＡ日本インフォメーションセンター
http://www.gajapan.jp/
全国各地でミーティングを開催。

●ギャマノン（家族・友人）
ギャマノン日本リービスオフィス
http://www.gam-anon.jp/
全国各地でミーティングを開催。

●全国ギャンブル依存症家族の会（家族）
TEL：090-1404-3327
各地の会で、研修や講演会なども開催。
ギャンブル問題と併存しやすい「クレプトマニア（万引きなど）」の家族会も。

買い物・浪費・借金依存

●ＤＡ（本人）
https://kaimonorouhi.jimdo.com/
北海道、福島、東京、神奈川、兵庫、福岡など各地でミーティングを開催。

万引き

●ＫＡ（本人）
各地でクローズド・ミーティングを開催。家族会を持つグループもある。「ＫＡ」で検索を。

摂食障害

地域で活動するグループも多い。「摂食障害自助グループ」で検索を。摂食障害回復支えあいサイト「未来蝶 .net」にも情報あり。
http://future-butterfly.net/

『Be ！』増刊号No.28
《アルコール・薬物・ギャンブル・ひきこもり・性的マイノリティ…》
「依存症」偏見とスティグマ
——私たち、黙っているのはやめました

2019年12月10日発行　定価（本体1,000円＋税）

編集及発行者　今成知美
発行　ＡＳＫ（アルコール薬物問題全国市民協会）
発売　(株)アスク・ヒューマン・ケア
〒103-0007　東京都中央区日本橋浜町3-16-7-7F　TEL.03-3249-2551

ＡＳＫホームページ　www.ask.or.jp　E-mail　ask@t3.rim.or.jp
アスク・ヒューマン・ケア　ホームページ　www.a-h-c.jp
印刷　明和印刷株式会社　
ISBN978-4-909116-14-7 C0011 ¥1000E